U0212475

孩子睡眠不好怎么办

主　编　蔡晓红

副主编　常　丽　赵　靖　尤海龙　李　淼　张　静

人民卫生出版社

·北京·

图书在版编目（CIP）数据

孩子睡眠不好怎么办 / 蔡晓红主编. —北京：人
民卫生出版社，2021.1
　　ISBN 978-7-117-31097-0

　　Ⅰ. ①孩… Ⅱ. ①蔡… Ⅲ. ①儿童-睡眠障碍-诊疗
Ⅳ. ①R749.94

中国版本图书馆CIP数据核字（2021）第005663号

人卫智网 www.ipmph.com	医学教育、学术、考试、健康，购书智慧智能综合服务平台	
人卫官网 www.pmph.com	人卫官方资讯发布平台	

孩子睡眠不好怎么办
Haizi Shuimian Buhao Zenmeban

主　　编：蔡晓红
出版发行：人民卫生出版社（中继线 010-59780011）
地　　址：北京市朝阳区潘家园南里 19 号
邮　　编：100021
E - mail：pmph @ pmph.com
购书热线：010-59787592　010-59787584　010-65264830
印　　刷：三河市宏达印刷有限公司（胜利）
经　　销：新华书店
开　　本：889×1194　1/32　印张：7
字　　数：169 千字
版　　次：2021 年 1 月第 1 版
印　　次：2021 年 2 月第 1 次印刷
标准书号：ISBN 978-7-117-31097-0
定　　价：59.00 元

打击盗版举报电话：010-59787491　E-mail：WQ @ pmph.com
质量问题联系电话：010-59787234　E-mail：zhiliang @ pmph.com

编者（以姓氏笔画为序）：

马瑜聪　吉林大学第一医院

尤海龙　吉林大学第一医院

方　昕　首都儿科研究所附属儿童医院

刘　静　首都儿科研究所附属儿童医院

许志飞　国家儿童医学中心、首都医科大学附属北京儿童医院

李　淼　中国医科大学附属盛京医院

李志洁　温州医科大学附属第二医院、育英儿童医院

张　曼　首都儿科研究所附属儿童医院

张　静　国家儿童医学中心、上海交通大学医学院附属上海儿童医学中心

张丰珍　国家儿童医学中心、首都医科大学附属北京儿童医院

陈嘉怡　温州医科大学附属第二医院、育英儿童医院

赵　靖　国家儿童医学中心、首都医科大学附属北京儿童医院

俞晨艺　温州医科大学附属第二医院、育英儿童医院

郭文卉　首都儿科研究所附属儿童医院

陶　涛　首都儿科研究所附属儿童医院

曹冰清　首都儿科研究所附属儿童医院

常　丽　首都儿科研究所附属儿童医院

崔菲菲　首都儿科研究所附属儿童医院

蔡晓红　温州医科大学附属第二医院、育英儿童医院

秘书：李志洁　俞晨艺　陈嘉怡

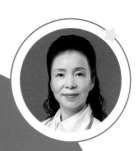

蔡晓红

　　医学博士，教授、主任医师，博士生导师，温州医科大学附属第二医院、育英儿童医院儿童内科学学科主任。浙江省医学重点学科儿童睡眠医学创新学科带头人。中国医师协会毕业后医学教育儿科专业委员会副总干事，中华医学会儿科学分会呼吸学组睡眠呼吸疾病协作组组长，中国医师协会睡眠医学专业委员会第一届委员会儿科学组副组长，浙江省医师协会儿科医师分会第二届委员会常务委员。

医学博士，主任医师，硕士生导师，首都儿科研究所附属儿童医院呼吸内科副主任。中华医学会儿科学分会呼吸学组睡眠呼吸疾病协作组副组长，中国医师协会儿科医师分会儿童呼吸专业委员会青年委员会副主任委员、中华医学会儿科学分会第十八届委员会呼吸青年学组委员。

常丽

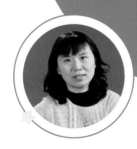

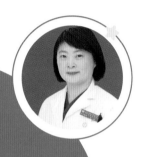

赵靖

医学博士，主任医师，就职于国家儿童医学中心、首都医科大学附属北京儿童医院耳鼻咽喉头颈外科。中华医学会儿科学分会呼吸学组睡眠呼吸疾病协作组副组长，中国医师协会睡眠医学专业委员会第一届青年委员，中国妇幼保健协会妇幼微创专业委员会儿童耳鼻咽喉头颈外科微创学组委员，中国睡眠研究会儿童睡眠医学专业委员会第一届委员。

医学博士，副主任医师，硕士研究生导师，吉林大学第一医院院办主任，小儿呼吸科副教授。中华医学会儿科学分会呼吸学组睡眠呼吸疾病协作组副组长，中国睡眠研究会委员，吉林省医师学会罕见病学组委员，吉林省健康管理学会输血管理专业委员会副主任委员，吉林省青联常委。

尤海龙

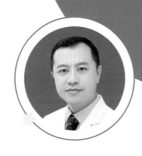

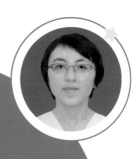

李淼

医学博士，副主任医师，硕士研究生导师，就职于中国医科大学附属盛京医院小儿呼吸科。中华医学会儿科学分会第十八届呼吸学组睡眠呼吸疾病协作组副组长，辽宁省生命科学学会儿科呼吸学组委员，辽宁省哮喘协作组委员，辽宁省预防医学会睡眠医学专委会副主委，中国医学教育协会儿科分会委员。国际儿科学杂志通讯编委，中国中西医学杂志通讯编委。

副主任医师，就职于国家儿童医学中心（上海）、上海交通大学医学院附属上海儿童医学中心呼吸科。中华医学会儿科学分会呼吸学组睡眠呼吸疾病协作组副组长，中国医师协会睡眠医学专业委员会青年委员会委员，中国妇幼保健协会儿童变态反应专业委员会委员，上海儿童医学中心睡眠障碍诊治中心秘书。

张静

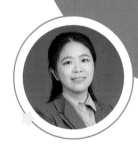

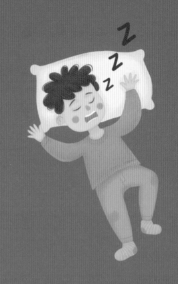

序

　　睡眠对于一个孩子来说，有助于保护大脑、恢复体力，让孩子保持活泼好动的天性。同时睡眠还能保证孩子生长发育，调节免疫，让孩子拥有强健的抵抗力。

　　由中华医学会儿科学分会呼吸学组睡眠呼吸疾病协作组、浙江省医学会儿科分会睡眠协作组成员通力合作撰写的《孩子睡眠不好怎么办》不仅是儿童睡眠科普读物，更是一本面向广大家长的睡眠卫生知识科普读物。它以通俗易懂、生动谐趣的笔触，介绍了孩子正常睡眠的生理、功能及影响因素，同时详细讲述了孩子"睡不着""睡不好"的原因及处理方法，也涉及了其他疾病引起的睡眠问题。突显了每个年龄段的孩子所面临的睡眠问题及解决方法，从而引导孩子及家长对健康睡眠卫生知识的重视。

　　我相信，家长们读后一定会对孩子的睡眠有更深地了解，能在日常生活中对孩子的睡眠进行适当地调整，减少家长们因孩子"睡不着""睡不好"而出现的焦虑不安和身心疲惫。

　　希望这本书能帮助家长们科学地改善孩子的睡眠，让每个孩子都能拥有稳定的生活节奏、高质量的睡眠、健康的体魄。

中华医学会儿科学分会呼吸学组组长

申昆玲

2020 年 10 月

前言

"为什么我的孩子总不能安睡整晚？"

"为什么我的孩子晚上不肯睡，早上起不来，起床后容易发脾气？"

"为什么我的孩子白天精力旺盛得令我怀疑他／她有多动，中午又不肯眯一下，到了傍晚或晚上就爱发脾气？"

"为什么我的孩子到床上需要一两个小时才能睡着，半夜又会哭醒，醒了之后很难再次入睡，天天陪着孩子熬夜，家人都无法正常生活，怎么办？"

孩子，是上天赐予父母的宝贝，如果孩子睡眠不好，就会令父母心力交瘁、倍感压力。事实上，每个年龄段的孩子都有每个年龄段特有的睡眠问题，初为父母的家长们总想着熬一熬，熬过襁褓期就能睡整夜了。哪知道学步期的孩子睡前哭闹、常常夜醒，有的甚至一夜多次，熬得家长们不知何时是头。结果，您可能天天被您家里的小家伙折腾得筋疲力尽，深受争吵、疾病、焦虑，甚至抑郁之苦。

殊不知，孩子也是上天派来的导师，是为了让父母在孩子的帮助下完成一场生命的修行。很多孩子的睡眠问题，是源自父母本身或者看护人对健康睡眠卫生知识的缺乏。而很多孩子的睡眠问题，可以通过一些切实可行的方法在家里自己解决，无需到医院就诊。或许更美好的是，这些方法不仅从一开始就能避免孩子睡眠问题的出现，让您的孩子改变"睡渣"特质，整晚好眠，还能让孩子的思维变得更敏捷，让孩子的身体变得更康健，让孩子的情绪更稳定，让孩子拥有更好的交际能力。其实，孩子能否健康成长甚至能取得什么样的成就，都植根于生命早期拥有的良好睡眠习惯。因此，预防不良睡眠模式的形成应是每个父母都需做的事，而且越早越好。

本书所涵盖的睡眠问题大部分都很常见，同时也让父母们重新认识了那些曾经被误解的睡眠问题。本书旨在用全新的育儿理念与方法取代一些"老旧"的错误观念，进而改善孩子的睡眠状况。同时，本书分享了许多与睡眠相关的疾病及相关处理方法，您会了解到：

哪些因素与孩子的睡眠息息相关？

对孩子而言，白天小睡与夜间睡眠一样重要。

快速进入睡眠是一种可以学习的能力。

怎样能让您的孩子睡得更好、睡得更安。

如何应对孩子尿床、磨牙、打鼾、夜惊及其他更多的睡眠问题。

让每位父母都能自如应对孩子可能出现的睡眠问题，让每个孩子都能睡个好觉就是本书的宗旨。或许，您的孩子正被一些与睡眠相关的疾病所困扰，您可能通过翻阅这本书，找到一些解决方法。当您翻阅这本书时，我相信您会喜欢上它的实用性。只要您能将书中所讲的方法合理运用到日常生活中，就能快速解决孩子睡眠的大部分问题。而且，根据孩子不同的睡眠问题，我们提出了不止一种解决方法，您可以从中找出最适合您孩子的方法。

最后，我希望您和您的孩子都能拥有一个健康良好的睡眠。

2020 年 10 月

目录

第六章　非觉醒性异态睡眠

第七章 我家的"小祖宗"又尿床了

第八章 随时随地、不受控制地睡着,甚至摔倒

第九章　孩子打鼾需要看医生吗

第十章　睡眠和婴儿猝死综合征

第十一章　其他疾病引起的睡眠问题

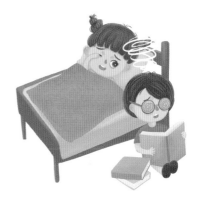

第一章

让我们一起探索
孩子怎样才能有一个高质量的睡眠

您的孩子早晨起床是否有"起床气"，或者难以被唤醒，或者起来后有头痛？

您的孩子傍晚或晚上是否容易情绪不佳、烦躁或者脾气暴躁，白天是否比较好动？

每天孩子到床上都需要至少 1 小时才能睡着，半夜又会哭醒，
醒了之后就难以再次入睡，怎么办？

如果您的孩子存在上述情况，那您就需要考虑您的孩子可能存在长期的睡眠问题。

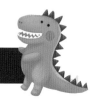

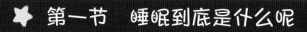

第一节 睡眠到底是什么呢

睡眠占据了人一生三分之一的时间。在动物世界，睡眠与觅食是同等重要的大事。从果蝇到人类，大家都是如此。一种理论认为睡眠有助于使大脑保存人类在清醒时接受的一切信息。而另一种观点则认为睡眠是为了恢复能量。还有学者提出睡眠往往利用一些神秘的形式帮助我们掌握各种技能。那么，睡眠到底是什么？

是为了使身体重新振作吗？不完全正确。大家都知道，肌肉并不需要睡眠，只是需要间歇性地放松。是为了让头脑保持清醒吗？差不多可以这么理解。睡眠对于孩子来说，尤其是发育中的脑组织属于重要的神经中枢。在睡眠状态下，孩子大脑的耗氧量大大减少，有利于脑细胞新陈代谢。因此，充足的睡眠是脑细胞能量代谢的重要保障，有助于消除疲劳、保护大脑、恢复孩子活泼好动的天性及孩子的体力。孩子机体的蛋白质代谢、骨骼生长等体格生长所必需的生长激素，只能在睡眠状态时达到较高的分泌水平，孩子睡眠的缺乏必将影响其生长发育。此外，睡眠时下丘脑分泌多种促皮质激素，调节人体体液免疫及细胞免疫。因此，睡眠不好可导致免疫功能低下，使孩子体质虚弱，容易生病。

一、睡眠时到底经历了什么

人的睡眠从入睡到清醒并不是一成不变的，睡眠是由一个一个的睡眠周期反复循环组成。每一个睡眠周期包含有快速眼动睡眠（REM 睡眠）和非快速眼动睡眠（NREM 睡眠），也就是我们通常所说的"做梦"和"深睡眠"。睡眠周期往往从 NREM 睡眠开始，入睡 90 分钟后即进入 REM 睡眠，REM 睡眠一般持续 30 分钟左右。此后，两个睡眠期（REM 睡眠和 NREM 睡眠）交替出现，如此往复，在整个睡眠中反复出现 4~5 次。

（一）REM 睡眠——巩固记忆、参与生长发育的睡眠期

REM 睡眠是梦的多发时期，在这个睡眠期，人体处于睡眠状态，但脑部的代谢和神经元的活动仍处在高水平，呼吸、心跳节律常常改变，可出现快速眼动，甚至肢体抖动。所以当孩子处在这一睡眠期时，脸上会浮现出浅浅的微笑，会嘟嘟嘴，会做"鬼脸"等一些小动作，甚至还会出现手脚抖动，或做出伸手拥抱样的动作。

睡眠可促进人的记忆认知能力，但有学者提出，REM 睡眠不参与陈述性记忆，而对程序性记忆的形成和巩固有着重要的作用。在孩子睡眠不好或者睡眠不足，尤其是 REM 睡眠减少时，不会使孩子对事件、事实的记忆减退，但会影响已经学到的技术的巩固，如体操、技巧、习惯等。孩子在 REM 睡眠时，会更加专注于梦境中所见和所听，并与既往记忆进行对比、归类整理，将它们形成新的记忆进行再次巩固。

在动物实验中发现，REM 睡眠减少会影响动物的体重增长，REM 睡眠时间长的动物成熟更晚。REM 对视觉系统的发育也有着重要的影响。夜间 REM 睡眠的绝对数量与智力密切相关，智力低

下儿童的 REM 睡眠量减少。故 REM 睡眠是孩子健康发育的关键睡眠期。

（二）NREM 睡眠——保护大脑、消除疲劳的睡眠期

NREM 睡眠也称为"安静睡眠"。在这一睡眠期中，心跳和呼吸频率稳定、肌肉放松，尽管孩子仍保有运动能力，但却表现安静。NREM 睡眠包括四个阶段，浅睡眠（Ⅰ期睡眠）、中睡眠（Ⅱ期睡眠）、深睡眠（Ⅲ期睡眠和Ⅳ期睡眠）。入睡之后，先进入浅睡眠，继之进入中睡眠，转至深睡眠，然后由深变浅依次回返。当返回到中睡眠（Ⅱ期睡眠）之后，通常便出现 REM 睡眠。然后又进入另一个睡眠周期，由浅入深再由深变浅，间以 REM 睡眠穿插其中，如此往复。一段时间的安静睡眠可以让人精神振奋，尤其是深睡眠阶段最能让孩子恢复体力，可以说是睡眠的最佳时期。当孩子处于这一睡眠期时，会睡得格外沉，很难被叫醒。

二、是什么让孩子从睡梦中醒来

在睡梦中的我们，是怎么醒来的？有人说是人体自身的"生物钟"，有人说是白天的亮光。其实睡眠与觉醒状态构成动态复杂的神经生理过程。目前认为，睡眠是由昼夜节律系统和睡眠／唤醒平衡系统共同调节的，也就是通过这两个系统共同调节组成我们所说的"生物钟"。昼夜节律系统包括睡眠／觉醒周期、激素分泌（如褪黑素、皮质醇）、体温调节周期、血压调节等循环变化，由外环境参与孩子的觉醒，如光照激活视网膜的光感受器，抑制松果体分泌褪黑素，从而促进觉醒。

三、孩子在妈妈肚子里需要睡眠吗

3 个月的胎儿可以通过孕妇腹部 B 超和胎儿心电图来辨认胎儿的睡眠。将近 6 个月的胎儿出现"活跃睡眠",相当于快速眼动睡眠(REM 睡眠),30 周左右的胎儿出现"安静睡眠",相当于非快速眼动睡眠(NREM 睡眠)。孩子在妈妈肚子里几乎都处于睡眠状态。目前研究表明,30 周左右的孩子在妈妈肚子里就可建立比较规律的睡眠 - 觉醒周期,因此母孕期的睡眠也很重要。

四、新生儿的睡眠有什么特点

刚出生的小孩子大部分的时间都在睡觉,但家长总是会担心孩子睡不安,因为新生儿睡着了之后一些小动作特别多,这需要家长去拍一拍、抱一抱吗?

首先,新生儿的睡眠周期和我们成人是不一样的。早产儿的睡眠周期很短,为 40~45 分钟,足月新生儿的睡眠周期为 45~50 分钟,成人则为 90 分钟。睡眠科医生一般通过观察小孩子的肢体、眼球运动,呼吸、循环不规则和其他指标,将孩子的睡眠区分为活跃睡眠(婴儿 REM 睡眠)和安静睡眠(相当于以后的 NREM 睡眠)。所以家长所看见的"睡不安",其实是孩子睡眠周期转换过程中的一个正常生理现象,无需进行过多的干预,孩子可以自行转入到安静睡眠。

其次,新生儿的睡眠周期起始点和成人也不一样。这个月龄段的小孩子为 REM 开始型睡眠,直到出生后 3~4 个月,REM 开始型睡眠才逐渐消失。新生儿入睡时一般先进入 REM 睡眠,而后进入 NREM-REM 的周期性交替。在个体发生学上,REM 睡眠被认为是原始睡眠，当 NREM 睡眠与觉醒随着个体成熟而出现时，REM 睡眠时间就减少了。REM 睡眠的间隔时间也随年龄发生变化。1 岁以内的小孩子 REM 睡眠占总睡眠时间的 50%~60%，以后 REM 睡眠总时间及其占总睡眠时间的百分比随年龄增长而逐渐减少。所以年龄越小的孩子在刚睡着时，就越是会让人觉得"没睡踏实"，睡着了之后动作又很多，总觉得"睡不安"，其实这都是这个年龄段正常的生理现象，家长无需太过担心，也无需进行干预。

（俞晨艺　蔡晓红）

第二节 "失眠"的高昂代价

很多人都认为"失眠"这个词，是成年人或者老年人的"专利"。一般观点认为孩子一生出来大部分时间都在睡觉，孩子都能睡得沉、睡得香。但殊不知，孩子失眠问题是在睡眠门诊中遇到的最常见的睡眠问题，孩子失眠的发生率为20%~30%。

一、不同年龄段孩子睡眠问题需要用不同的方法对待

（一）孕妈妈睡不好，孩子出生后也会睡不好

很多年轻人都有熬夜的习惯，有些年轻的孕妈妈，怀孕了仍然改变不了熬夜的坏习惯。大家都知道孕妇是特殊人群，熬夜对孕妇肯定是不好的，但是否知道母孕期睡眠质量的好坏也会影响肚子里孩子的睡眠质量呢？

人类睡眠昼夜节律的发展始于胎儿期，胎儿心率的昼夜变化与母亲褪黑素、体温的昼夜节律存在明显的同步趋势。在动物实验中显示，剥夺孕期小鼠睡眠会显著影响其子代的突触传递及海马区的突触可塑性，从而可能对其子代早期睡眠模式的成熟产生不良影响。

妈妈在孕期睡眠质量差，易使孩子出现睡眠问题。有学者提出，妈妈在孕期睡眠紊乱或者失眠，可致孩子睡眠－觉醒昼夜节律形成延迟，增加孩子夜醒及其他睡眠问题的风险。因此保障孕期充足的睡眠有利于孩子睡眠－觉醒模式的发展成熟。

除此之外，孕妈妈的情绪也会影响孩子的睡眠。有研究显示，妈妈有焦虑情绪的情况下，孩子发生睡眠问题的危险性是妈妈没有焦虑情绪孩子的 6.19 倍。妈妈在怀孕期间被动吸烟，亦可导致胎儿发生多种心肺系统的先天性发育缺陷，致使孩子在睡眠期更容易发生突发性致命性心律失常及心肌梗死。

（二）怎样让 0~3 岁的孩子拥有优质的睡眠

睡眠的发展很大程度上取决于自身的生物学特性，但外界因素常通过家长的教养行为影响儿童睡眠习惯的形成，不良的睡眠习惯往往会破坏正常的睡眠节律，导致睡眠模式的紊乱。下面就和大家聊一聊 0~3 岁这一年龄段的孩子在睡眠中主要存在的问题。

✦ 是否可与孩子同床而眠

现实生活中除少部分孩子可单独睡眠外，2/3 以上的孩子选择与家人或保姆同床睡眠。目前国际上对此说法不一，有学者认为孩子与家人同睡是自然现象，有助于防止婴儿猝死等意外的发生；而另一些学者则持相反观点，且认为同床睡眠的儿童适应性差，就寝不规律，入睡困难，夜醒出现比率高。如能在孩子早期就养成独立入睡的好习惯，是最好的选择。但孩子已经养成家长"陪睡"的睡眠习惯时，我们可以慢慢进行"分房"睡眠。有不少家长会发现孩子睡在家长屋子里自己的床上，比较容易睡着，而且睡眠质量好。而在家长的床上入睡可能困难一些。因此建议让这一年龄段的孩子与家长"同房、不同床"。至于培养孩子独立性，等四五岁以后再"分房"，也为时未晚。

✦ 孩子睡不着，家长是否需哄睡

有不少家长可能有这样的经历，孩子睡不着，用安慰奶嘴、"摇睡"哄孩子入睡。虽然这次奏效了，但孩子非但不领情，下次反而更变本加厉。有研究显示，59.8%的孩子睡眠需要安慰物，需要睡眠安慰的孩子较自行入睡的孩子睡眠障碍发生率高，这种对安慰物的依赖性往往不利于孩子睡眠的启动以及夜间睡眠的正常维持。特别是夜醒频繁的孩子，夜间醒来后若家长不给予一定安慰，往往难以自行入睡。因此孩子入睡时家长尽量减少参与和干预。

有些家长以"摇睡"方式哄孩子，幅度太大，可能会使孩子大脑在颅骨腔不断受到震动，轻则影响脑部生长，重则可致颅内出血。尤其是10个月内的孩子，更不能摇睡。用"咬奶嘴"安慰，还可能导致孩子总下意识地咬一下奶嘴，易频繁进食、肠胃功能紊乱。家长们在生活中也会发现这些难入睡、易夜醒的"睡渣"孩子经常要求半夜抱一抱、哄一下、打闹一番、看会儿卡通片，越是这样，今后就越会昼夜颠倒。

✦ 孩子入睡困难或夜晚反复醒来，怎么办

家有"睡渣"孩子的家长，会发现自家孩子睡前拖延、哭闹、不肯睡觉，到了床上又要花较长时间才能睡着，经常晚上醒来，醒来又长时间睡不着，早上又早早地醒来，白天却睡得特别好，让看护人心力交瘁。

怎样才能改善"睡渣"孩子的情况？我们称之为入睡相关性睡眠障碍，多见于6个月至2岁的婴幼儿，其发生率为20%~30%。新生儿睡眠白天和夜晚节律没有太多差别，看护人只需遵循健康睡眠知识，孩子到6周时会明显减少夜晚醒来次数，每次睡眠时间也会长一些。3个月后的孩子开始有意识和认识周围熟悉的人，到6个月后逐渐发展出与看护人的依恋感。依恋感是心理发展的一

个标志，在这过程中，孩子开始表示和熟人分开后的焦虑，如哭闹等。而这时也是睡眠自我安慰形成期，孩子可以不用家长看护或陪伴自己醒来后再独自入睡。对于入睡相关性睡眠障碍，有时家长采取在孩子要睡还没睡着时把他/她放在婴儿床上的做法，或者让他/她哭一会儿，有时家长也会慢慢让孩子学会自己入睡，或规律作息。医生一般更倾向于让孩子学习和养成独立睡眠习惯，其实这个时期也是最容易养成孩子独立睡眠的时期。

3岁后孩子自主和独立意识开始形成，语言和认知的发展明显，开始懂得奖惩和想象。有的孩子会尝试用各种方式拒绝和抵抗上床睡觉，如哭喊、再喝点水、再讲个故事、要上厕所之类。在这期间身心发育以及环境对睡眠的影响逐渐开始显著。这包括孩子想象的发展，开始知道害怕黑夜，担心与父母或看护人分开，导致不愿上床和晚上醒来等问题。有心的家长会发现孩子开始懂得物件的象征意义，用之充当隔离害怕感觉的转折替代品。一旦家长对他/她的要求迁就或容忍，就寝困难容易成为问题，久而久之会养成需靠家长用强制手段迫使入睡的"坏习惯"，以后只要缺乏家长的强制手段，便不能入睡。因此，我们主张有规律的作息，让孩子对就寝有安全感和舒适感，不提倡在睡房使用电子娱乐设备或把睡房当作惩罚场所。

（三）3~6岁是孩子巩固形成良好睡眠健康习惯的关键期

学龄前的孩子一般夜间能够连续睡眠10~13小时，白天小睡0.5~3.5小时。在这一年龄段，孩子的睡眠与清醒时间逐步相等，孩子的睡眠得到巩固，开始形成有规律的睡眠。大多数孩子可做到晚间睡上一整段时间，但15%~30%的孩子会有入睡和夜醒困难。伴随着语言和认知功能发展，孩子开始懂得表达他/她的需求。孩子会尝试用自己有限的行为或语言，表达自己的睡眠感受。

一般来说，这个年龄段的孩子开始配合积极的睡眠习惯，许多家长会把睡前故事作为睡前的一个程序。在这期间，上床就寝习惯、是否使用睡前过渡物件和作息时间的固定，对能否养成良好的睡眠健康习惯都很重要。

（四）6~18 岁的孩子睡不好，易致学习成绩下降

学龄期是孩子大脑功能快速发育的时期，其智能可以接近于成人。良好的睡眠可促进孩子神经认知功能的发展和减少行为问题。睡眠时快速眼动睡眠期激活大脑皮层发育增厚，增加大脑神经网络功能，促进大脑皮层接受感觉刺激，进行信息整合；大脑海马神经元将白天记忆加工存储，促进学习与记忆能力；大脑快

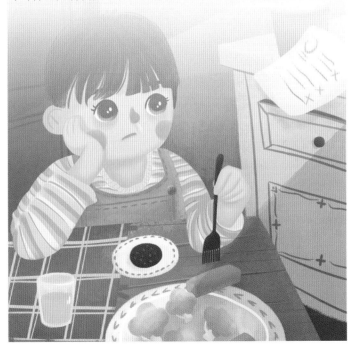

速发育使脑功能逐步完善，并形成分区处理、分类和储存信息的能力，从而促进孩子智力及创新能力发育。因此，这一年龄段的孩子有极强的好奇心与求知欲，使其能够快速学习并掌握大量新知识。

6~12岁的孩子通常晚上睡9~13个小时，每天约40%的时间用于睡眠，这是良好睡眠卫生习惯形成期。不需家长监督自行养成良好作息习惯会有助于青少年期睡眠健康，从而使其家长也不用担忧孩子的睡眠。在这期间值得注意的是孩子上课打瞌睡。

13~18岁（青少年）的孩子睡眠开始变得复杂多样。青少年期睡眠应在8~10个小时，但在中国的流行病学调查表明大多孩子睡眠时间为7小时或不足7小时。对青少年睡眠健康的影响有二大因素，一是生理变化，二是环境影响。在青春期开始时，生理上会有2小时睡醒延误期。家庭作业、人际交往、放学后打工、到校过早等都容易引起青少年睡眠不足。再者，孩子在周末和工作日的作息差别明显，周末补睡加剧白天机敏度的丧失，其结果是孩子犯困对情绪、注意力、记忆、行为控制以及学业的影响。睡眠时相延迟综合征是青少年常见的睡眠问题，这一疾病与孩子上学作息和学业压力关系密切，表现为白天倦睡，入睡晚和起床晚。患有睡眠时相延迟综合征的孩子，也就是我们常说的"夜猫子"。孩子睡得晚，也醒得晚，睡眠觉醒节律向后推迟2小时或以上，孩子虽有明显的入睡障碍，但一旦入睡其睡眠的质和量均无明显改变。需要注意的是，孩子可能因为不能配合学校时间入睡和起床（如很晚睡觉，早晨嗜睡），而导致难以按要求起床上学。

睡眠时相延迟综合征也可能是一种生理现象，与青春期开始的生物钟调整有一定关系。睡眠相延迟综合征对孩子的影响要大于其他年龄组的人。孩子通常没有其他的睡眠问题，只是因为生物钟的推迟，所以一旦入睡，睡眠质量还是非常好，没有频繁的夜醒或其他症状。另外，白天常有倦睡也可能和孩子其他身体或精神心理疾病或与其他睡眠障碍有关，如发作性睡病、失眠、阻塞性睡眠呼吸暂停、不宁腿综合征等。孩子可能会因为有白天嗜睡或上学迟到等情况而出现抑郁或其他行为问题，也可致孩子出现厌学症。

二、"失眠"的危害

（一）失眠易致孩子发育不良、身高过矮、神经衰弱、智力低下

孩子生长发育，尤其在青少年期，除了遗传、营养、锻炼等因素外，还与生长激素的分泌有一定关系。生长激素是下丘脑分泌的一种激素，能有效促进骨骼、肌肉及各器官的发育。生长激素的分泌与睡眠密切相关，其分泌量与睡眠呈正比，即在人进入睡眠期后，特别是深睡眠期后有一个大的分泌高峰，随后又有几个小的分泌高峰。所以，青少年要发育好，长得高，睡眠结构必须正常、睡眠时间必须充足。孩子如长时间失眠，会导致发育不良、身高过矮、神经衰弱、智力低下等。因此，足够的睡眠无疑是孩子健康成长的首要保证。

（二）失眠易影响孩子大脑思维，导致学习困难

睡眠不仅可以恢复孩子的体力，为其积聚能量，促进其体格生长，同时又有助于其神经系统发育，尤其是在快速眼动睡眠期，大脑蛋白质的合成加快，新的突触联系成熟与建立等均有助于促进孩子学习记忆活动。人的大脑要思维清晰、反应灵敏，必须要有充足的睡眠。如果大脑长期得不到充分的休息，就会影响大脑的创造性思维和处理事物的能力。因此，长期"睡不好"的孩子，日常学习

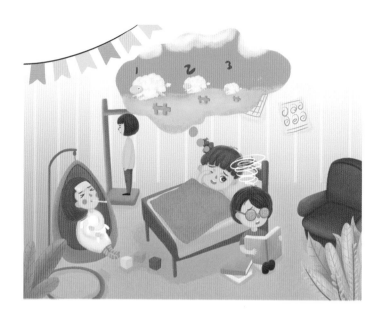

过程中的注意力、操作力、记忆力均会受到影响，从而导致孩子学习效率低下、学习成绩下降。

（三）失眠使孩子免疫力下降，易生病

健康的睡眠可使人体产生胞壁酸因子，胞壁酸可增加自身的白细胞，使巨噬细胞更加活跃，人体免疫功能便会明显增强，从而能有效阻止细菌、病毒的入侵。而长期失眠则会使人体免疫力不断降低，抵抗疾病的能力也愈发低下。动物实验显示，完全剥夺小动物一星期的睡眠，便能使小动物的免疫功能发生障碍，并死于感染。与此同时，失眠也有可能加剧其他疾病或引发原有疾病发作，如心脑血管病、高血压、糖尿病、胃肠道疾病等。睡眠不好的孩子，术后也会出现伤口愈合时间延长。长期"睡不好"甚至可诱发癌症，免疫功能受损致使癌细胞更易逃脱免疫细胞的杀伤而致癌变。

（四）失眠让孩子情绪不稳定，从而影响人际交往及社会适应能力

优质的睡眠可促进孩子的心理健康、情绪稳定，"睡不好"会使孩子心情忧虑、焦急，由此会导致各种疾病发生，如神经衰弱、各种感染性疾病、胃肠疾病等。长期失眠，轻时可使孩子变得暴躁、恐惧、紧张、注意力不集中等，从而影响孩子的社会适应能力。这种社会环境适应能力包括学习，在儿童阶段处理学习中的问题、人际交往及适应周围社会环境的能力等。长期失眠，严重时还可能出现定向障碍或共济失调，并可能出现幻觉、妄想等严重的精神障碍。有的孩子，尤其是青春期的孩子，还会出现白天精神不振或不能保持旺盛精力的问题，继而影响社会功能。因此，家长们尤其需要关注抑郁症伴有严重失眠的孩子，这些孩子的自杀率大幅度上升，影响家庭甚至社会的安定。

（俞晨艺 蔡晓红）

第三节 哪些因素与孩子的 睡眠息息相关呢

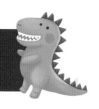

良好的睡眠是孩子健康成长的前提，影响孩子睡眠的因素有很多，不同年龄段的孩子会有不一样的表现。因此，需要家长们持续关注孩子的睡眠卫生习惯，为孩子从小营造一个高质量的睡眠环境。

一、您知道如何科学地与"小可爱"共枕而眠吗

（一）怎样才能为孩子营造一个良好的睡眠环境

孩子的睡眠环境应该是黑暗、安静、温度适宜的。家长们还需要给孩子准备舒适的床和家具，因为孩子床垫的好坏也会影响孩子的睡眠。室内需要保持良好的通风，适宜的湿度和温度，避免强光和噪声的干扰。有研究表明，安静的环境有助于孩子睡眠的启动和维持，较差的环境是引起孩子睡眠障碍的直接原因之一，如噪声、强光刺激等。居室环境吵闹会引起儿童生活适应方面的困难，容易导致睡眠问题。家长应尽量避免把卧室当作休闲娱乐的场所，卧室里避免放太多的玩具，安装电视机等娱乐设备。

家里的孩子夜里怕黑，强光会对孩子的睡眠产生影响。睡着了

之后是否可在卧室里点一盏小夜灯？当然不可以。睡着后依然开夜灯，不但会影响孩子的睡眠，还会影响孩子的视力，诱发学龄前儿童近视，甚至会引起儿童性早熟。有学者提出，褪黑素往往在晚上23时至次日凌晨分泌最旺盛，到了天亮之后一旦出现光源，就会停止分泌。孩子如果受过多的光线照射，松果体会减少褪黑激素的分泌，易引起儿童性早熟。

带着孩子去旅行，成了近几年比较流行的"带娃"方式。但这会不会给孩子的睡眠带来困扰呢？肯定会。孩子的睡眠环境应尽量固定，不宜经常变换孩子睡觉的房间，更不宜经常变换睡眠地点，如旅行、搬家等。

（二）频繁更换孩子的看护人，好还是不好

有些家长认为，孩子需要接触不同性格、不同教养方式的看护人，这样才能锻炼孩子的适应性，更易适应社会。但从睡眠的角度来说，经常变换孩子的看护人是孩子发生睡眠问题的危险因素。其原因可能是由于经常变换孩子的看护人，导致亲子间交流相对减少，孩子会缺乏应有的安全感、依赖感和关爱感。

不同的看护人也会有不一致的家庭教养方式，如有些看护人态度简单粗暴，采用一味严厉约束孩子的不良教养方式，容易使孩子产生情绪障碍而出现睡眠问题。同时家长也需避免把卧室当作惩罚的场所，孩子的卧室不应该成为家长惩罚孩子的暗室，而是应该让卧室真正成为孩子健康睡眠的唯一场所。

（三）您与孩子"共枕而眠"需要注意什么

✦ 哪种睡姿需避免

（1）趴睡：有些妈妈，喜欢孩子趴在自己胸口睡。首选俯卧睡这种睡姿可以让孩子获得更多的安全感，是不错的哄睡方式。但睡着了之后仍保持俯卧睡容易使孩子的口鼻阻塞，引起呼吸困难，致使孩子猝死。

（2）搂睡：有些妈妈出于母爱，喜欢搂着孩子睡觉。这种做法也是不对的，会带来不少的健康危害。搂睡使孩子难以呼吸到新鲜空气，而吸入的多是被子里的污秽空气。搂睡限制了孩子睡眠时的自由活动，难以舒展身体，影响正常的血液循环。

夏天热，孩子能光着身子睡吗

夏天气温高，一些妈妈便让孩子光着身子躺在床上，以求凉爽。孩子体温调节功能差，容易受凉，特别是腹部一旦受凉，可使肠蠕动增强，导致腹泻发生。

冬天冷，哪些"坑"不能踩

（1）蒙被子睡：冬天冷，妈妈怕孩子受凉，总是用被子把孩子蒙得严严实实。然而，孩子的新陈代谢远比成人旺盛，被子内的湿度又高，以致孩子大汗淋漓，容易发生虚脱和呼吸不畅，引发"焐热综合征"，呼吸也会受到抑制。

（2）使用电热毯：电热毯加热的速度很快，温度过高会使孩子体内水分丧失，发生脱水，引起孩子烦躁不安、哭闹不停，使其健康受到损害。可睡前使用电热毯提高床上的温度，但让孩子睡在通宵加热的电热毯上则更不可取。

含着乳头睡觉是否可取

含着乳头睡觉，孩子醒后就会吮吸乳头吃奶。这种没有规律的进食方式，容易使孩子的胃肠功能紊乱而发生消化不良。再者，如果妈妈睡得过熟，不小心将奶头堵塞了孩子的鼻孔，甚至可能造成孩子窒息、死亡等严重后果。

二、喂奶粉或辅食，真的可以帮助孩子在夜晚睡得更好吗

家长总是希望自己的孩子能长得白白胖胖的，生怕孩子饿着，总让孩子吃得饱饱的。即使是在睡觉之前也不例外，总觉得吃饱就睡，有利孩子生长。不是喂奶就是吃米糊。但是，在孩子睡觉之前喂配方奶或米糊，真的可以帮助孩子在夜晚睡得更好吗？

（一）怎样给孩子科学喂夜奶

首先，谈一谈出生到 6 个月大的孩子，这个月龄段的孩子喂养方式有哪几种？一般分为母乳喂养、配方奶喂养，混合喂养（部分母乳和配方奶喂养）三种方式。孩子由于胃口小，每次吃奶不多，因此在两次喂奶之间的时间间隔较短，易造成睡眠中因饥饿而哭闹。这个月龄段的孩子，每次睡眠的时间是 5~6 小时，一般是睡醒便吃，吃后稍停便睡。年轻妈妈们若缺乏经验，往往因担心孩子饥饿，每隔 3~4 小时定时喂一次奶，即使在熟睡中也要把孩子摇醒，强迫孩子按时吃奶，这样就会使孩子形成易醒的习惯。其实这时的孩子根本不饿。而且刚出生的孩子每天睡眠 20 小时也非奇事，夜里一觉睡上八九小时也很正常，因此妈妈们不必人为地按自己规定的喂奶时间在夜里将孩子弄醒。但如果是刚出世一个月内的小宝宝，在白天时的喂养方式又不一样了。新生儿白天睡眠超过 3 小时应叫醒他 / 她，不要让他 / 她持续睡眠超过 4 小时。

如果母乳喂养的孩子夜间总是容易醒，睡前喂配方奶孩子会睡得更久更香吗？不完全是。有研究显示，完全配方奶喂养的孩子夜醒次数要少于其他两种喂养方式，但混合喂养的孩子白天和 24 小时睡眠时间少于另两种喂养方式。混合喂养孩子的自我入睡能力、

睡眠长度以及睡眠质量均比其他两种喂养方式的孩子差。

（二）孩子睡觉前吃米糊好，还是吃奶粉好

如果是刚添加辅食的孩子，建议白天添加比较好，辅食最好时间是早上八九点和下午四五点添加。万一添加辅食引起什么问题，也方便处理。孩子的肠胃还未发育成熟，临睡前给孩子添加需要长时间消化的东西对于肠胃来说是一种负担，就好像大人晚上吃夜宵一样，也会影响孩子的睡眠质量。如果真要吃，睡觉前吃点米糊也是可以的，建议睡前一个小时之前添加。但是米糊的分量不能过多，不能让孩子吃得过饱。其实晚上最好还是给孩子喂母乳或者奶粉。

三、为孩子的睡眠搭建一个好的平台

（一）尽量保持规律的睡眠时间

每个人都有自己固定的生物钟，尽量保持生物钟的稳定，注意保持孩子平时、周末睡眠时间的固定，两者相差时间尽量小于半小时，养成良好的睡眠习惯。可以做一些起居守时适量的活动，可缓解紧张的情绪，使得身心放松而增进睡眠质量。

制定并维持良好的睡前仪式，帮助孩子建立一套属于自己的"睡前程序／图表"及"起床程序／图表"，并需要家长和孩子一起严格执行。家长可根据实际情况也可根据孩子的喜好规定晚上什么时候睡觉，并在规定的睡眠时间前安排一些常规作业，如洗脸、洗脚、刷牙、小便、换衣等，不能打乱它；每到临睡前，应让孩子有约半小时的静止时间，做一些安静的活动，如看图片、听大人谈话、摆积木，使孩子的情绪稳定下来，有利于入睡；把孩子安排上床后家长不要忙于离开，应先讲一段小故事或放一段轻柔的音乐，然后才关灯离开，让其安然入睡。但不管做什么，每晚必须做同一件事，在实施的过程中家长可做一些适当的安抚，直至其成为孩子睡眠休息的暗示。家长不能因为晚上有好看的电视节目就打破常规，或让孩子在睡觉前过分嬉戏而兴奋不已。

有些已经存在睡眠问题的孩子，家长可通过记录孩子的睡眠日记来监控孩子的睡眠模式是否有效。下面和大家列举一下"睡前程序/图表"及"起床程序/图表"中的图表内容。图表内容可以首先由家长和孩子选择自己的睡觉、起床活动内容，如一起完成刷牙及穿衣、早餐等早起活动；熄灯前家长控制孩子的活动时间在 20~40 分钟，熄灯就寝时家长禁止孩子进行剧烈活动，同时停止与孩子互动。家长和孩子事先约定，根据孩子完成状况给予"星星"小图标标记作为奖励，当孩子每日均完成程序图上的所有任务安排，给予"太阳"大图标奖励，当孩子集齐 7 颗"太阳"大图标时，给予大奖励，比如购买喜爱的玩具、出游玩耍等满足孩子的愿望。直至孩子养成良好的睡眠习惯，每天准时睡觉，并且上床就睡，不做与睡眠无关的事，如看书、看电视等。

（二）如何帮助孩子安睡整夜

✦ 白天小睡

白天睡眠时间不宜过长或过晚，避免在下午睡太长的时间，或者在下午 3 点之后才睡，不睡觉的时候不要长时间躺在床上。

✦ 合理安排学习、娱乐时间

合理规划睡前学习时间，避免在床上看电视，严格控制睡前观看电子产品时间，还应避免睡前剧烈运动。

✦ 睡前的准备

（1）放松身体：泡个温水浴或淋浴，也可做些温和的按摩，帮助肌肉的松弛，也可听听轻音乐或讲讲益智故事。

（2）睡前饮食：睡前如有饥饿感，可吃一些小点心，如温牛奶、富含色氨酸或低热卡食物。但也需避免睡前饮食过量，这会让消化系统超时工作。睡前应避免吃含巧克力、奶酪等难消化或刺激性食物。孩子在任何时间都不建议摄入含咖啡因及各种碳酸性饮料。

合理安排就寝时间

中国卫生行业标准《0 岁 ~5 岁儿童睡眠卫生指南》（WS/T 579—2017）中推荐就寝时间不晚于 21 点。青春期开始以后，人体的生物钟逐渐延后 2 小时，这也就意味着原先 21 点睡觉的孩子要到 23 点才能睡着。家长无需太早安排就寝时间，否则孩子易出现入睡困难。

入睡前需放松思想

入睡前不考虑白天发生的事件，想办法解决问题，或者强迫自己入睡。孩子如出现入睡困难，尽量避免出现一些消极的思想，如"我今天晚上可能又睡不着了""今晚睡不着，明天考试肯定通不过"等。可在入睡前进行深呼吸，想象平静的画面（如平静的海面等），或者想一些有趣轻松的事情。

练习正念与冥想正念

是指一种对当下经历有意识且不加评判的意识状态，正念与冥想包括注意力调节、身体意识、情绪调节和改变对自己及他人看法的互动过程中的练习。正念冥想有助于孩子增加入睡后觉醒的总时间、减少睡眠潜伏期，从而提高睡眠质量，改善睡眠效率。冥想练习可减少孩子睡前的过度兴奋。如存在失眠的情况，正念冥想可与失眠的认知行为治疗（cognitive behavioral treatment of insomnia，CBT-I）相结合，改善夜间失眠症状，减少因失眠引起的痛苦情绪、害怕并回避睡觉的行为。

✦ 学习瑜伽与太极

瑜伽是一种运用技巧达到身体、心灵与精神和谐统一的古印度运动方式，包括调身的体位法、调息的呼吸法、调心的冥想法等。太极是一种内外兼修、柔和、缓慢、轻灵、刚柔相济的中国传统拳术。众所周知，成年人可通过瑜伽和太极来改善生活质量，有学者提出，瑜伽和太极对孩子的失眠症状有一定的帮助。

（俞晨艺 蔡晓红）

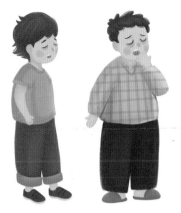

第二章

缺乏睡眠对孩子竟然有这么大的影响

"医生阿姨，体检报告单出来了，麻烦您先帮我看看，我爸马上就来！"

"真是懂事的孩子，医生阿姨正好有个空当，先看看哈！嗯，你爸要注意身体了！血脂有点高，调节血糖的能力也有所下降。好孩子，你可要监督你爸了啊！"

"医生阿姨，这是我的体检报告……"

幼儿、青少年出现肥胖、高血压、糖尿病已经不是耸人听闻了，老年病早已不是老年人的专利，就像失眠不是老年人的专利一样。睡眠不足已经是全民的问题，影响着全民的身心健康！

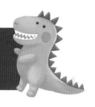

第一节 孩子睡了×小时 真的睡够了吗

在生活节奏快、网络信息发达的时代，成人的世界是这样的，大家好不容易结束了一天的工作，料理好家务事，终于可以葛优躺，刷手机、追剧、找朋友聊天、玩网游，"世界如此美好，我实在不舍得睡觉！"

时间"滴答、滴答"毫不留情地悄然逝去，一下子就已经过了零点，大家还是不舍得放下手机。于是乎，第二天个个成了起床困难户！

一、全民睡眠不足的现状

我国最新的睡眠指数报告显示，国民人均睡眠时间从5年前的8.8小时缩短到6.5小时，大约有38.2%的人睡不好觉。中国睡眠与儿童健康项目组的一项有关30 250名0~18岁儿童睡眠的多中心流行病学研究显示，我国各年龄段儿童普遍存在睡眠不足和睡眠质量问题，不同年龄段呈现出不同的特点和规律。婴幼儿睡眠不足的问题不明显，主要问题表现在睡眠行为问题上，超过1/3的儿童存在睡眠不规律或不良就寝行为。中国8个省市的1 304名0~3

岁儿童睡眠通过问卷评估调查显示，平均年龄为 12 个月的儿童睡眠不足发生率为 48.5%。我国小学生、初中生和高中生平均每日睡眠时间依次为 9.2 小时、8.1 小时、7.1 小时，睡眠时间不足发生率 70%。因此，我国睡眠不足问题已经不是成年人的专利了！

有研究发现，幼儿期的睡眠习惯和睡眠问题会影响到青少年乃至成年人的睡眠品质。"细思极恐"，从小没有训练好睡眠习惯，孩子在小学、中学、大学阶段不能拼爹只能拼脑力的阶段，如果不能拥有优质的睡眠，如何在上课专心听讲，及时理解吸收知识，如何有体能应对高压的学习任务？而在关注孩子睡眠品质之前，是要保证睡眠的量是否足够！没有"量"，何谈"质"？

于是乎，怪现象来了！"就寝拖延症"的有娃一族仍然要端出一副家长的架势，关心起自己家孩子的睡眠时间到底够不够。没有以身作则的家长们，当你们很晚睡的时候，毋庸置疑，孩子们的睡眠时间多少都会受到影响的。

二、如何判断孩子睡够了没有

每个孩子都是独特的天使，不是所有孩子的睡眠时间都是一样的。如何判断孩子是否睡眠不足呢？您可以对照以下几个问题：①孩子是否每次上车就会睡着？②您是否每天需要多次才能叫醒孩子？③孩子是否遇到小事特别容易发脾气？

当然，有时候睡眠时间充足但质量不好，也会出现以上问题。所以需要学习后面的章节，综合评估、判断孩子的睡眠质和量的情况。

三、"睡眠负债"可以补回来吗

有人跃跃欲试地提问:"孩子变数太大,有时候带娃出去旅游,白天的小睡时间就没了;有时候大人晚上有事,孩子没人陪着也不睡;有时候孩子作业太多,不得不晚睡……我可以抽个空给他/她补回来吗?"

这听起来真是个很棒的解决方案!

如果说人的身体是银行,睡眠就是金钱。我们必须每天向身体缴付"定额存款",虽然我们可以偶尔向身体透支一些额度,但是身体银行的利息代价可是很大的。久而久之,欠下的"睡眠负债"会直接导致身体"破产"。

"睡眠负债"这一说法是由美国斯坦福大学睡眠医疗中心的创建者、医学博士威廉姆·戴蒙提出的,长期处于睡眠负债的状况

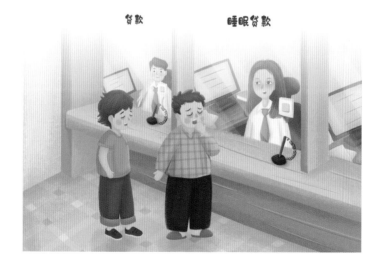

中，不但会影响情绪、工作表现，还会减低记忆力、警觉性、注意力和判断力，加速老化、造成肥胖，甚至引发其他严重的疾病。日本有个叫米山公启的医学博士对此作了补充，"补眠总比不补好，人体有记忆睡眠时间的功能，它是以两个星期为单位的。切记要在两周内将睡眠负债还清。"

在全民睡眠不足的背景下，有了这样的补救机会，家长们会不会给自己一条后路，想着先负债再去补救呢？让我们继续学习下去，了解持续睡眠不足对儿童的危害以后，您还会选择"睡眠负债"这个备胎吗？

（李志洁　蔡晓红）

★ 第二节　孩子脾气暴躁、容易犯困，您知道这都是睡眠不足惹得祸吗

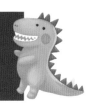

　　"我们家的孩子，现在脾气很暴躁，一有不顺心的事情，马上就生气。"

　　"我孩子很调皮，手脚总是闲不住，大人说他/她一下都不可以，只要一说，马上就会号啕大哭，摔东西，打大人。"

　　"我的孩子跟牛一样倔，油盐不进，只顾自己歇斯底里地哭闹。"

一、终于找到真凶，你若安好便是晴天

　　如果这些情况反复上演，即使孩子是自己的亲生骨肉，也会让家长们大为头疼，感到耐心磨尽吧。有些脾气不好的家长，看到孩子发脾气，就用暴力的方式去压制孩子。如此循环往复，孩子只会变本加厉。有耐心的家长可能会去咨询各方，去关心、倾听孩子的需求，耐心地教育孩子如何待人接物、如何解决难题、喝中药调理气血、补充微量元素等。然而有时候"火娃"仍然很难被调教驯服，家长们也是江郎才尽了！

极少数家长会在孩子发完脾气后，敏锐地发现，孩子眼皮耷拉、眼神迷离无神、揉眼睛、嘟着小嘴，一副有气无力的样子。

这个时候，如果您微笑着，温柔地抱抱孩子，说："宝贝，妈咪还觉得奇怪呢！乖宝贝怎么脾气那么大了？原来是瞌睡虫找你啦！你该睡觉充电咯！电力不足，宝宝很生气，对吧？"

睡觉充电后的宝贝精神抖擞，您再提醒下他 / 她睡觉的好处。反复多次的演练，孩子以后在发脾气时，可能会想想自己是不是困了，该去睡觉而不是乱发脾气了。

二、睡眠不足影响情绪的科学依据

故事有了"happy ending"，好奇又好学的家长们还是会问，为什么睡眠不足会导致情绪暴躁呢？有没有科学依据呢？

诺贝尔奖获得者丹尼尔·卡内曼在他的研究中发现，影响人类情绪的两大因素之一就是睡眠。晚上睡眠品质好的人，情绪较为积极正面，反之则容易焦虑、抑郁、冲动。

睡眠不足扰乱了大脑负责情绪的杏仁核和前额叶皮层的正常工作，影响情绪的反应性和调节性。另外，奥地利心理学家弗洛伊德认为，梦是潜意识用来解决各种内心冲突的手段。睡眠不足导致睡眠周期中的快速眼动期也随之减少。在快速眼动期，孩子会做很多的梦，这些梦醒来后可以被回忆，也可能会被遗忘，但是这些梦境都能有效缓解孩子的负面情绪。孩子在白天接收了大量的信息，可能产生一些负面情绪，比如受到同伴欺负、看了恐怖动画片、被家长批评，需要在晚上有充足的时间睡眠，让大脑自动清除负面情绪。

在一项科学实验研究中，科研人员限制了 30~36 月大的幼儿睡眠时间，观察对幼儿行为和认知自我调节策略的影响，结果发现，睡眠不足会增加幼儿的负面情绪。睡眠在幼儿自我调节的认知和情感过程中起关键作用，睡眠不足会降低自我调节能力和幸福感，容易消极悲观。睡眠不足的儿童有时候还会出现焦虑不安、抑郁等表现，这对儿童的心理发育存在着非常不利的影响。

上述是小孩子们缺觉发脾气的场景，青少年处于青春叛逆阶段，发起脾气来更甚。青少年面对学习压力和游戏、网络等诱惑，经常睡眠严重不足，从而造成对青少年身心健康的不良影响。有研究发现，青少年睡眠严重不足时，在某些特定的场景容易表现过激行为，面对噪声刺激时会瞳孔放大。

睡眠不足也可能是通过其他途径影响孩子的情绪，比如，睡眠不足导致学习能力下降、对事物解决能力下降，会让孩子有挫败感；睡眠不足导致身体不适也会间接影响到孩子的情绪。36%~58%睡眠不足的人醒来时会出现头痛症状。长时间睡不饱，身体的免疫力会下降，容易生病。睡眠不足会直接影响孩子的内分泌，直接影响到与食欲有关的生长激素，这些激素受到影响后容易使孩子变胖。"颜值控"的时代，肥胖的孩子心理承受着压力，在同龄孩子面前会自卑，孩子往往不会跟家长沟通，而以负面情绪泄出来。

所以，当孩子不可理喻、脾气暴躁时，哄孩子去睡一觉，醒来还您一个聪明可爱、听话乖巧的小天使噢！

（李志洁　蔡晓红）

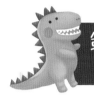

第三节　孩子记忆力不好，可能只是因为没睡够

　　"我家宝贝小时候记忆力超好的，幼儿园教的古诗啊、小故事啊，很快就朗朗上口、背诵如流了，现在背诵短篇课文都很艰辛，怎么回事啊？这么小记忆力就开始倒退了吗？"

　　记忆力好坏本是基因注定，但是同一个人，在年幼时短时间内有明显的差距，那要引起重视和思考了。也正是这样的现象，说明记忆力也受后天各种因素影响。

　　记忆力不好，家长们如何来提升孩子的记忆力，本节末后附了一张小贴士希望可以帮助到孩子们。心急吃不了热豆腐，我们首先要认识"记忆力"，才能让自己的行动更有理论依据，也更能让我们根据自家孩子的特点去灵活应用这些解决方案。

一、记忆力是什么

　　记忆力是识记、保持、再认识和重现客观事物所反映的内容和经验的能力。通俗来讲，记忆力就是大脑接受外界信息后，处理、存储、提取的过程。大脑是由数百亿个叫作神经元的神经细胞组成。这些细胞通过长得像树枝的突触相互紧密连接、相互沟通传达信息。大脑在白天接收来自不同感知器官的信息，夜晚入睡时，仍孜孜不倦地处理信息并产生记忆。可以把大脑看成一个巨大的档案室，白天接收了大量的信息文档，文员来不及归类，就杂乱无章地堆放在办公桌上，当夜晚降临，文员还在辛苦地整理文档，一一归类，存放在相应的书架上，方便以后迅速、准确地调取使用。

科学家们根据信息论的观点，根据记忆过程中信息保持的时间长短不同，位置不同，将记忆分为短期记忆（丘脑，一天之内）、工作记忆（屏状核，稀疏储存3年时间轴的长度）和长期记忆（大脑皮层，永久不灭失）三种不同的大脑记忆类型。

认识了记忆力，我们知道，记忆力产生的第一步是大脑接收信息，第二步是理解并归类存储，第三步是信息提取。因此，针对第一步，保持大脑的健康、活力是关键，相当于拥有了优良的硬件设备。针对第二步，学习能力是要点，相当于拥有了最新版本的软件系统，运行流畅。做好前两步，第三步就是水到渠成了。

二、睡眠不足影响记忆力的科学依据

针对第一步，研究发现睡眠不足影响脑结构和功能，即损害大脑硬件设备。睡眠对脑功能的影响可能有两个方面。

一是记忆在海马网络的处理过程。睡眠过程中的脑电波——睡眠纺锤波和慢波振荡，已被认为主要是影响记忆在海马网络的处理过程。具体来说，海马被认为是对情节特点如信息和事件记忆的关键。持续睡眠时间不足会导致海马细胞增殖和神经发生减少，最终可能导致海马体积缩小。通过损害海马的可塑性和功能，从而导致认知障碍和精神疾病的发生。二是影响前额叶皮层功能。达尔提出了睡眠和觉醒调节的发展模式，睡眠不足会影响执行抽象或复杂的目标导向任务所需的各种认知功能。晚上睡眠时间短影响前额叶皮层的功能，从而影响学习和记忆能力。睡眠通过降低大脑突触强度，减轻神经元和其他细胞的可塑性负担，同时恢复神经元的选择性和学习能力，促进了记忆的巩固和整合。

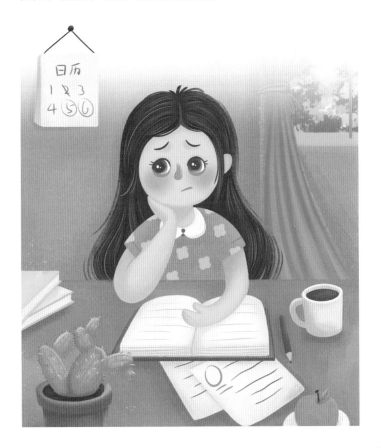

针对第二步，研究发现睡眠不足会导致学习能力下降，即软件系统落后。

我国临床研究发现，睡眠不足的儿童学业成绩较睡眠时间充足的儿童要差，对语言、创造力和抽象思维能力有显著影响，上课注意力、学习自觉性下降。

国外研究也有相似的发现，学习障碍儿童睡眠问题的发生率比没有学习障碍的儿童高出约1倍，而且有学习问题的儿童醒来时情绪更为急躁，下床活动困难，并且持续时间较长。存在睡眠问题的儿童数学成绩较差，语言艺术和科学上也存在不同程度的学习困难。睡眠不足导致发呆、移动缓慢、不够活跃等。睡眠持续时间与社交能力、学习的词汇量以及共情能力呈正相关。持续睡眠时间不足对儿童认知能力的影响还有个体差异，内向悲观的儿童比外向乐观的儿童受到更大的影响，表现为持续注意时间和记忆力的下降。

临床动物实验发现，幼鼠学习记忆功能的损伤并没有随着睡眠的恢复而得到明显改善，也就是说，睡眠不足导致的学习记忆能力的损害没法恢复！家长们还敢轻易"睡眠负债"后再补救吗？

三、孩子记忆力提升小贴士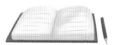

介绍了一番理论，来点干货，如何通过实际操作来提升孩子的记忆力呢？灵活运用下面的8条小贴士，让孩子的大脑快速运转起来吧：①保证充足的睡眠时间；②培养积极乐观的心态，快乐让脑细胞更加活跃；③保持好奇心，兴趣是记忆的第一推动力；④学会整理和分类，从玩具分类到生活用品分类、学习知识的分类都是相通的，为大脑存贮和提取信息提供便利；⑤提升观察能力，敏锐的观察力帮助记忆；⑥提升想象力，开发右脑，枯燥的记忆内容搭配抽象思维，让记忆更永久、更鲜活；⑦补充增强记忆力的营养素，如补脑食品、保健品等；⑧多多背诵，记忆力训练多了，逐渐形成适合自己的记忆方法。

（李志洁　蔡晓红）

第四节 不同年龄段孩子的科学睡眠时间到底是多久

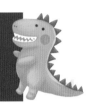

"网络上的睡眠推荐时间五花八门,有没有权威的科学睡眠时间推荐表呢?不同年龄段孩子的科学睡眠时间到底是多久呢?

科学睡眠时间推荐表见表 2-1 和表 2-2,但也仅仅是供家长们参考。世界那么大,总是有一些天赋异禀的孩子,天生就是短睡眠者,睡得少却精力旺盛,学习能力、记忆能力照常。而有些孩子天生就是个瞌睡虫,需要超长的睡眠时间。

家长可以根据推荐的睡眠时间(表 2-1、表 2-2)去尝试调整孩子的作息,并且观察孩子的精力、健康水平、学习记忆能力、情绪管理等各项指标是否有提升,从而判断孩子之前是否存在睡眠不足的情况,并找到适合孩子的现阶段最优睡眠时间。

表 2-1　2015 年美国睡眠基金会推荐适宜儿童睡眠时间

年龄	所需睡眠时间
0~3 个月	14~17 小时
4~11 个月	12~15 小时
1~2 岁	11~14 小时
3~5 岁	10~13 小时
6~13 岁	9~13 小时

表 2-2　2017 年中国《0~5 岁儿童睡眠卫生指南》的
睡眠时间推荐范围

年龄	所需睡眠时间
0~3 个月	13~18 小时
4~11 个月	12~16 小时
1~2 岁	11~14 小时
3~5 岁	10~13 小时

2017 年 12 月，我国《义务教育学校管理标准》中规定睡眠时间标准为小学生 10 小时、初中生 9 小时。

（李志洁　蔡晓红）

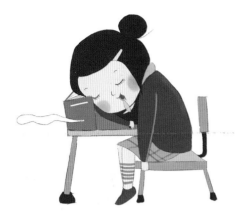

第三章

孩子总是早晨醒得早，晚上睡不着怎么办

您的孩子是否总是睡觉时拖拖拉拉，百般抗拒，早上又怎么叫都不肯起床？

您的孩子是否傍晚就出现困倦，凌晨就早早醒来？

您的孩子是否缺乏一个规律的睡眠时间，比如今天 7 点起床，明天 12 点起床，难以琢磨呢？

如果您的孩子存在以上情况，那就要小心啦！不是孩子顽皮不听话，而是他 / 她可能生病了哦，这种病叫作昼夜节律紊乱。

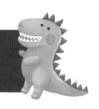

第一节 我的小淘气，你为什么醒来这么早

许多家长都会有这样的烦恼，孩子晚上总是迟迟不肯睡觉，早晨往往又醒得很早，跟自己的日常作息时间格格不入，时间久了让人心力交瘁，严重影响自己的生活和工作。那么，孩子们这种特殊的行为究竟是由什么原因引起的呢？在医学上来说，这主要是由于孩子们的昼夜节律紊乱导致的。

一、您知道昼夜节律是什么吗

昼夜节律是指生命活动以 24 小时左右为一个周期的变动。一个人昼夜节律的形成依赖于生物钟的设定。那什么是生物钟呢？地球上的所有生物都有一种叫"生物钟"的生理机制，也就是从白天到夜晚一个 24 小时的循环节律。通俗来说，对于我们人类而言，我们的大脑在特定的时间段，会提醒我们做些什么事情，比如在早上几点钟会醒来，晚上几点困了，什么时候又饿了，该吃饭了。每个人都有特定的生物钟，这也就是为什么孩子的作息时间会与家长的有所不同。但是，生物钟不是固定不变的，而是可以被重新设定的。一个刚出生的小宝宝，在此之前，都在妈妈的肚子里待着，称得上是"与世隔绝"，外界对他 / 她的影响很小，生物钟系统自然也难以与外界同步，无法区分白天和黑夜，也就难以形成较为规律的睡眠 - 觉醒节律。婴儿的生物钟随着年龄的增长与外界因素的影响，如声音、定期喂养、母子接触，尤其是光的刺激等，逐渐与外在环境的时间规律同步。使其睡眠主体时间固定于夜间。婴儿的睡眠 - 觉醒昼夜节律大约至出生后 6 周显现，3 个月后开始趋向稳定。

二、什么是正常的昼夜节律呢

正常的昼夜节律主要包括两点，合适的睡眠时长和恰当的白天小睡。具体表述如下：

合适的睡眠时长

合适的睡眠时长，指的是保证人体的生理功能正常所需要的总睡眠时长。它往往会随着孩子年龄的增长而减少，每个孩子对于睡眠的需求也存在个体差异。一个简单的判断孩子睡没睡够的方法，就是看他 / 她是否是自然醒过来的，而不是在家长的不断催促下或闹铃声中被动醒来的。另外，家长们还可以根据自己的孩子睡醒后精神是否饱满，精力是否充沛等，来判断睡眠时间是否充分。

白天小睡

一般来说，白天小睡的时间和次数会随着年龄的增长而减少。睡眠时间最终被固定在晚上。出生 3 个月以内的孩子，自身的生物钟尚未与外界同步，所以这个时候，孩子的睡眠时间与外界 24 小时周期无明显相关，也就是说这个阶段的孩子睡起来是不分白天和黑夜的。3~6 月龄的孩子睡眠时间大多数集中在晚上，白天有 2~3 次的小睡，时间为 3~4 小时。随着月龄的增长，1 岁左右的孩子小睡次数减少为 1 次，时间减为 2 小时左右。一般 6 岁后的孩子，白天不再有小睡。

三、什么叫昼夜节律紊乱呢

昼夜节律紊乱指的是人体生物钟与外界环境时间不同步。换而言之，也就是身体里面的时间设定和现实生活中的时间不相匹配。比如，有些孩子到了夜间 23 点还不能入睡，可能就是因为对于孩子自身而言，孩子的生物钟告诉他 / 她还只有"19 点"，还不到睡

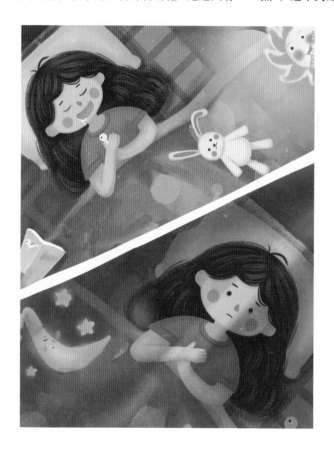

觉时间，于是孩子就难以入睡。然而，此时作为家长的您可能已经困得不行了。昼夜节律紊乱其后果便是导致白天难以克制的困倦，而晚上则保持清醒。包括夜睡过早和黑白颠倒两个指标，前者是指20:00 点前入睡，后者指的是睡眠时间白天（8:00~20:00）大于夜间（20:00~ 次日 8:00）。

（蔡晓红　陈嘉怡）

第二节　每晚上演睡眠大战：
我真的睡不着啊

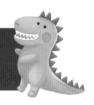

许多家长都会有这样的烦恼，孩子在晚上上床睡觉前总是各种逃避，万般抗拒，长久如此，家长会陷入焦虑，也会影响孩子的情绪，增加他／她对睡觉这件事的反感。或许并不是孩子不乖、不听话，而是他／她出现了昼夜节律紊乱，这时候家长们不妨看看您的孩子是否存在以下导致昼夜节律紊乱的原因。

一、生理性节奏被破坏

主要是指由于时差引起的睡眠节律紊乱，在婴儿时期较少出现，但在幼儿（1~3岁）时期有可能发生，主要表现为难以维持长时间的睡眠、睡觉时间变得零散、醒后仍感觉很疲惫、没有平时活泼或者变得很容易兴奋和哭吵不安等。上述表现的强度在不同的孩子身上会有明显的差异。一般来说，小年龄组的孩子如果患有时差综合征，与年长儿相比，影响较小，在较短的时间即可消除。

二、睡眠时相提前综合征

主要表现为孩子们每天晚上睡觉的时间和早上清醒的时间都比其他正常同龄的孩子提前。比如说，您们家的孩子在晚餐后不久（19:00~20:00）就想睡觉了，即使当时他／她正在玩耍、看电视等，他／她也会止不住地表现出困意，想要睡觉。这时候您理所当然地会让他／她去睡觉，但是他／她并没有如您所预估的在早晨7:00~8:00醒来，反而是在凌晨3:00~4:00就早早醒来，并且难以再次睡着。孩子们的这种行为医学上叫作睡眠时相提前综合征，是一种慢性昼夜节律紊乱。多见于婴幼儿，也就是我们说的0~3岁的宝宝，在年长的孩子中并不常见。这种行为也会对家长们的生活和工作产生困扰。当这种情况发生的时候，您是否会因孩子的早醒不甚烦扰，而忽视了他／她昨天晚上早早上床睡觉的事实呢。

三、睡眠时相延迟综合征

主要表现为孩子每天晚上的睡觉时间比其他正常同龄的孩子晚很多，往往到凌晨1:00~2:00才能入睡，当家长们想要纠正孩子的睡眠时间，要求孩子早一点上床睡觉时，孩子往往会表现为哭闹、不听劝、反抗等，即使最后配合地躺在床上，也难以入睡。这些孩子往往每天入睡的时间是固定的，一旦睡着了就睡得很深，可以一整晚都不醒来，但由于晚上睡得晚，早晨不能在传统的起床时间醒来，需要借助外力，如家长的督促和不断的闹铃声。通常要到上午11点至下午2点才起床。白天思睡，注意力不集中，行动迟缓，病程至少持续6个月以上。这种晚睡晚起的行为严重影响了家长和孩子的生活和工作。在医学上，我们把这种行为称之为睡眠时相延迟综合征，也是一种慢性昼夜节律紊乱。各个年龄段都可以发生，但多见于学龄期及青春期的孩子。家长只要调整好孩子们的睡眠节律，一切问题就可能迎刃而解了。

四、不规律的睡眠

孩子不规律睡眠主要表现为什么？主要表现为孩子晚上的睡觉时间，白天小睡的次数、长度和时间，吃饭时间都是不固定的，没有一定的规律。比如孩子可能今天 7 点起床，明天可能就 12 点起床，没有一定规律可言。这主要是由于家长缺乏一个良好的意识，没有意识到替孩子建立固定的生活规律的重要性，从而导致他 / 她的睡眠 - 觉醒节律出现紊乱。这种睡眠节律紊乱主要见于幼儿（1~3 岁）。

五、不恰当的睡眠方式

孩子昼夜节律紊乱也有可能是由于不恰当的睡眠方式导致，常见的有以下三种情况，下面是具体阐述：

⭐ 睡眠总时长超过生理需求

有些年轻的家长因为工作比较繁忙，为了自身工作、生活等的方便，希望孩子晚上能早点睡觉，早晨能晚一点醒，白天还能有比较长时间的小睡。但实际上，每个年龄段的儿童，他 / 她的总体睡眠时间及白天小睡的需求是不一样的，我们应该根据他 / 她的实际需要去调整，而不是凭自己的想法随意去安排孩子的睡觉时间。如果我们忽视这一特点，根据自己的喜好随意安排孩子的睡觉时间，孩子往往会出现睡眠节律紊乱，表现为早醒、就寝困难、夜醒时间延长等。

✦ 白天小睡过久

前面我们提到，孩子的总体睡眠需求是一定的，如果增加白天小睡时间或者次数，那么相应地就会减少晚上的睡眠时间，很容易出现入睡困难、早晨早醒等症状。

✦ 喂养时间不当

孩子早晨醒得比较早的时候，如果家长们给他／她喂食，时间久了就会形成一种暗示，每天这个时候，身体会本能地提醒他／她到了该吃饭的时候了，这就会导致他／她早醒。另外，白天小睡和吃饭时间的安排也需注意，如果将小睡安排在午饭前，则小睡时间会减少，这个道理跟上面讲的其实是一样的，因为在那个时间点大脑会发出一种信号——使他／她觉得饥饿的信号，于是促使他／她醒来。

（蔡晓红 陈嘉怡）

第三节　孩子上课睡着了，先别生气，可能是因为没睡好

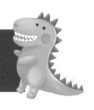

很多家长或许都知道昼夜节律紊乱对身体是有害的，但是它的危害主要在哪些方面，或者说，有多严重的危害，还不清楚。

对于婴幼儿来说，生命最初几年，是神经系统发育的重要时期，而昼夜节律紊乱可能会影响神经系统的发育，进一步对孩子的神经心理发育产生影响，神经心理的正常发育与体格生长具有同等重要的意义，它包括感知、运动、语言、情感、思维、判断、意志、性格等方面；昼夜节律还与一些激素分泌密切相关，如生长激素、瘦素等，还可能与孩子的生长发育迟缓，后期肥胖和超重的风险增加相关。对于学龄期的孩子而言，长期的睡眠昼夜节律紊乱，还可能导致健康问题，包括白天在学校的一些行为问题、认知障碍（如注意力缺陷、记忆力减退等）和情绪障碍。目前研究已表明，昼夜节律紊乱会增加成人肥胖、糖尿病、高血压、肿瘤、抑郁症等疾病的发生率；对大年龄组的孩子而言，这些问题同样需要警惕。但是具体的危害程度如何，还没有统一定论，但毫无疑问，及时干预，有利于减少不良预后。

孩子白天在学校里，由于晚上没有充足的或者高质量的睡眠，

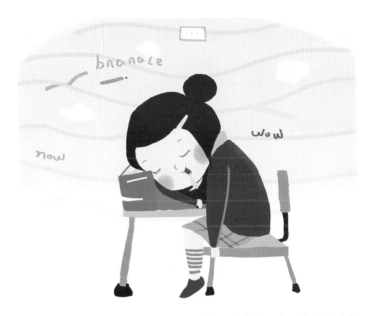

上课容易打瞌睡，注意力不集中，最终导致成绩退步。班主任可能还会因此找您谈心，您可能会觉得是因为孩子懒惰，没有养成好习惯，但其实，您的方向错了。

这个时候往往提示孩子的睡眠状态出了问题，如果发现您的孩子有上述睡眠问题存在，就需要引起重视了，应及时去正规医院就医，明确诊断，配合治疗。

一般来说，医生往往会要求家长记录睡眠日记，并进行一系列的检查协助诊断，如体动记录仪、多导睡眠图（PSG）。医生们还需要根据孩子们的症状和检查结果，综合分析，与其他疾病相鉴别，比如睡眠不足综合征、夜间惊恐发作、睡眠卫生习惯不良等，排除其他诊断之后，才能够确诊疾病，并且确立诊治方案。

（蔡晓红　陈嘉怡）

51

第四节　怎样科学地安排睡眠时间

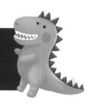

通过前面的讲解，相信各位家长对儿童的昼夜节律紊乱这一概念有了比较清晰的认识。那么，如果您觉得您的孩子存在这方面的睡眠问题，要如何调整呢？我们也在这为您做出解答。

一、睡眠日记

记录睡眠日记是一个好方法，它能更准确地帮助家长和医生找到孩子的睡眠问题所在，也能让家长更好地认识到孩子们睡眠时间的不合理性，能够更加积极配合治疗，及时解决孩子们的睡眠问题。睡眠日记需要记录的内容有哪些呢？主要有：孩子昨晚上床时间、入睡时间、夜间觉醒次数、今晨起床时间、今晨起床后的感觉、昨晚总的睡眠时间、影响睡眠的环境因素、心理因素及躯体因素等。

为什么要记录睡眠日记呢？主要是因为家长往往知道孩子的上床时间，但是常常不能确定其入睡时间。知道孩子有夜醒，但是具体夜醒的次数、夜醒的时间和其持续的时间大多记不清楚。而睡眠日记能够很好地解决这些问题，使这些节律紊乱的表现以图文的形式更加清晰地呈现出来，可以反映出家长是怎么安排孩子的睡眠时间的、孩子总的睡眠需求大概是多久、白天小睡有什么规律等。而且睡眠日记比家长的记忆更精准，家长凭记忆的描述，并不一定准确，因为糟糕的体验感往往会夸大问题。再者，睡眠日记也能使家长和孩子看到治疗的进展，能够增强对进一步治疗的信心，尤其对不规律、不恰当的睡眠方式，睡眠日记有良好的诊断效果。

二、睡眠时相治疗

在治疗时差综合征、睡眠时相提前综合征及睡眠时相延迟综合征时，常采用睡眠时相治疗。目的是获得 24 小时周期中合适孩子的睡眠时间节律，使睡眠时间安排符合孩子的生理的需要，社会的要求以及家长的期望。

睡眠时相治疗包括睡眠时段提前疗法和睡眠时段推迟疗法。

✦ 睡眠时段提前疗法

将孩子每天起床的时间提前 15 分钟，使晚上睡觉时间随之渐渐前移，直至获得理想的睡觉和起床时间。比如孩子晚上一般是 23:00 入睡，那么我们就将晚上睡觉时间设定在 23:00。早上 10 点醒来，那么我们就将早晨起床时间提前 15 分钟。也就是第一天在早上 9 点 45 分时，叫孩子起床，等到第二天就在 9 点 30 叫孩子起床，以此类推，每天提前 15 分钟叫醒孩子。随着晨起时间的提前，晚上就寝时间也会慢慢随之提前，直至理想的睡觉、起床时间，这种方法比较适宜于小年龄组的孩子。在调整的过程中，孩子吃饭、白天的小睡等常规事件的时间也相应提前。在节假日也必须遵守新的时间安排。应建立就寝和晨起时的行为常规，就寝常规包括：关灯，不吃东西，不看电视、电脑、手机等。晨起常规包括：

起床、开灯、洗漱等。新的就寝、起床时间维持也需要一段时间，不能松懈。

✦ **睡眠时段推迟疗法**

与睡眠时段提前疗法相似，小年龄组的孩子可以通过将睡觉时间逐渐推迟（每天推迟 15 分钟），白天的小睡和吃饭时间也相应推迟来找到合适孩子的睡眠时间节律。大年龄组的孩子，一般能配合治疗，也能凭毅力坚持，可以将每晚睡觉和觉醒的时间推迟 2~3 小时，直至获得理想的睡眠时段。

三、光疗

强光疗法可以用于昼夜节律紊乱的孩子，其生理机制是：强光抑制松果体的分泌，而松果体分泌的褪黑素是促使人体进入睡眠重要的催化剂，因此强光有利于新建人体的生物钟，调节昼夜节律紊乱。大概方法是，利用人工光源，在清晨或傍晚，连续照射 2~3 小时，来达到影响人体睡眠觉醒生物钟往前移或往后延迟的效果。

四、药物治疗

一般我们不考虑药物治疗，但如果在正规医院的医生的指导下，严格遵守医嘱，通过一段时间调整，睡眠节律紊乱还是没有得到良好的调整，可以考虑使用药物治疗。

✦ **褪黑素**

褪黑素能帮助人体启动和维持睡眠，改善睡眠质量，使睡眠中觉醒次数明显减少，可在医生的指导下适当地使用。

✦ 中药调理

这里提供一个调理婴幼儿睡眠节律紊乱的处方：天麻 6g、钩藤 6g、蝉蜕 3g、谷精草 6g、炒白芍 6g、乌药 3g、通草 3g、大枣 10g、炙甘草 6g。用法：每次加 150ml 水煎服，日服 2 次，宜在傍晚及睡前服用，6 剂 1 个疗程。

（蔡晓红　陈嘉怡）

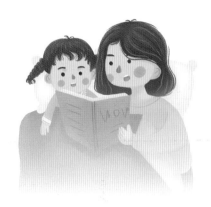

第四章

孩子夜里睡不安稳怎么解决

您的孩子是否夜间总是睡不好，睡眠不安，甚至频繁醒来？

您的孩子是否总是不肯上床、不想睡觉？

您是否会有这样的疑虑：孩子晚上睡眠过程中总是反复翻身、哼哼唧唧，我要安抚吗？

您是否会有这样的困惑：孩子晚上睡的时间并不短，
为什么第二天醒来感觉精神还是不好呢？

您是否会有这样的焦虑：孩子总是睡不好，会影响生长发育，我该怎么办呢？

我们会为您一一解答以上问题。

第一节　孩子晚上睡不好一定要当心这些

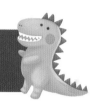

宝宝出生后，是一个不断发育成长的过程。孩子的情绪和睡眠情况受到自身发育，特别是大脑发育的影响，而且还是一个逐渐适应外界环境的过程。

4月龄之前，孩子的大脑还没有完全发育，无法表达强烈的愿望，对于外界刺激也不会有过多的反应，主要是对于"身体上的不适"，如饥饿、排便等产生啼哭。4月龄之后，孩子的大脑开始急速发育，尤其是边缘系统最先快速发育，进而开始自我意识的形成，另一方面，抑制边缘系统的额叶发育相对迟缓，造成小婴儿情绪不稳定，无法控制情绪，容易哭闹。在婴儿的发育过程中，大脑发育不平衡，造成婴儿睡眠浅，容易惊醒，无法深度睡眠。

10月龄后，孩子的睡眠习惯会逐渐养成，此时，家长就要注意帮助孩子养成良好的睡眠习惯。比如，家长可以为孩子准备一个"睡眠仪式"（每晚睡觉前重复事先规定好的事情），让他/她意识到一开始做这些事情（比如亲子阅读、唱摇篮曲、抚触），就到了睡觉时间。要养成早上起床，晚上睡觉的习惯，白天睡觉时间要固定。通过帮助孩子培养良好的睡眠习惯，可以促进大脑额叶和大脑边缘系统的协调发展，有助于孩子情绪稳定，获得良好的睡眠质量。

孩子晚上睡不好，出现睡眠不安稳的情况，要注意以下问题：①生理需求是否满足：如喂养是否足够、夜间是否排便等；②睡眠昼夜节律是否规整：即白天和晚上的睡眠时间是否合适，是否存在"睡眠日夜颠倒"的问题；③睡眠环境是否适宜：适宜的室温，夏季最舒适的室温为 25℃ 左右，开空调的话要保持室内外温差不超过 5℃，还要注意不要让空调风直吹孩子。冬季保持室温在 20~25℃，湿度保持在 50%~60%；④睡眠习惯是否良好：睡眠习惯的培养对于保证良好的睡眠非常重要，要从婴幼儿期开始。如睡觉氛围的营造、避免摇着或抱着入睡、避免含奶嘴入睡、睡前排尿等；⑤睡前不良的饮食习惯：如睡前进食、饮水等，容易造成积食、消化不良等；⑥应对措施不当：如夜间孩子哭闹即刻喂奶或即刻抱起等；⑦身体不适：如微量元素缺乏、呼吸道感染、鼻塞、湿疹、肠道寄生虫等。

（陶涛　常丽）

第二节 哼唧乱动、睡不安稳，要不要哄一下

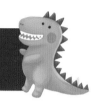

孩子出现哼唧乱动，睡不安稳的原因和表现，依不同年龄阶段而有所不同。

对于婴儿期的孩子

主要表现为睡眠时出现哼哼唧唧，躯体和四肢乱动，睡得不踏实，持续时间不等，有时会觉醒，醒后哭闹或不哭闹。此时，家长要注意判断一下可能的原因。如果孩子有吃夜奶的习惯或者白天吃奶量不足，可以像平时一样哺乳，只是一旦发现孩子吸吮的速度减慢了，并且看起来有些放松、困倦，就不要再喂了。刚开始的时候孩子可能不会很配合，家长可以用手指推一下孩子的下巴，让孩子从吸吮的动作中放松下来，同时轻轻地拍一拍他/她；如果孩子没有吃奶的需求，只是哼唧乱动，可能孩子只是需要安抚获得安全感，此时，家长可以轻轻拍拍孩子，孩子会逐渐入睡。如果孩子哼唧乱动后出现哭闹，此时家长不要立即将孩子抱起，更不要立马开灯，而是应该先观察一下，适当安抚，如果孩子哭闹持续时间较长，如大于 5 分钟，则家长可以将孩子抱起安抚。

对于年长儿童

夜间出现哼唧乱动，还有可能的原因是梦魇，也称为噩梦。梦

魇在儿童很常见，儿童梦魇一般在夜间后 1/3 时段发作，导致从睡眠中彻底醒来，并可以详细描述当时的恐怖梦境。内容多为白天发生的不愉快事件，孩子会突然醒来，发出喊叫或哭泣声，表现得非常害怕、惊吓，有时还会全身出冷汗、心跳加速。这个时候作为家长应该第一时间出现在孩子身边，给予安慰，这是最为重要的，并且告知孩子噩梦是假的，不会造成真正的伤害。

✦ 其他容易引起睡眠不安稳的原因

主要是儿童夜惊。无论孩子是在白天小睡还是在夜间睡眠，夜惊都会发生。

在孩子的睡眠过程中（通常发生在睡眠前 1/3 阶段，在入睡后 0.5~2 小时），会突然惊醒，或坐或立，歇斯底里地尖叫或者大喊，而且还会出现两眼直视、表情紧张恐惧、剧烈抽搐、胡言乱语、脸颊通红等反应。有的孩子甚至会跳下床，在屋内乱跑，持续数分钟或更长时间，孩子又平静下来，躺下睡觉。第二天早上孩子完全不能回忆。出现这种情况时家长应该：①如果孩子突然起身坐起来，可以让他/她慢慢地躺下，千万不要唤醒孩子，否则只会拖延整个过程；②如果孩子跳下床，一定注意他/她的安全，防止孩子摔下床或是撞上坚硬的家具，然后想办法安稳地把孩子放回床上；③检查一下孩子阅读的书籍及所看过的电视节目，避免接触过于刺激的画面，因此产生恐惧、不安的心理；④如果孩子是在无意识的情况下夜惊，并且毫无记忆，那就不要告诉孩子，以免产生抵触睡觉的情绪；⑤通过睡前的活动让孩子彻底放松，内心愉悦并充满安全感地入睡；⑥孩子半夜尿急，同样可能引起夜惊。让孩子养成在睡前最后一刻上卫生间的习惯。

（陶涛　常丽）

第三节　明明晚上睡眠充足，怎么第二天还是精神萎靡呢

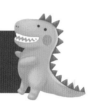

　　人类不同年龄的睡眠时间是不同的，根据2017年国家卫生计生委发布的《0~5岁儿童睡眠卫生指南》推荐，0~3个月的睡眠时间为13~18小时，4~11个月的睡眠时间为12~16小时，1~2岁的睡眠时间为11~14小时，3~5岁的睡眠时间为10~13小时。

　　人类的睡眠存在一个生物节律，国际睡眠医学将睡眠阶段分为五期：入睡期、浅睡期、熟睡期、深睡期、快速眼动期，其中前4期合称为非快速眼动期。只有在深度睡眠阶段，生长激素才会大量分泌，及时修复人体，缓解疲劳。但是深睡眠不会发生在每一个睡眠周期。通常意义上的深度睡眠，是指熟睡期和深睡，这个期间可以有效缓解人们一天的疲惫，促进我们的新陈代谢，对健康而言，意义重大。在我们整个睡眠周期中，浅睡眠、深睡眠是交替出现的。

　　有的家长说，孩子晚上很早就睡了，睡眠时间很长，但是第二天还是精神萎靡、注意力不集中、上课打瞌睡。事实上，睡眠的时间长不等于睡得好。睡眠时间够了，我们还要看他 / 她的睡眠质量

高不高。在保证足够的睡眠时间的情况下，睡醒后仍精神萎靡，部分儿童是因为睡眠不安导致的。

睡眠不安是常见的儿童睡眠障碍。入睡平均所需时间超过 30 分钟或每夜睡眠中转醒频繁（≥ 2 次 / 晚），且以上情况至少每周发生 3 次，持续时间至少一个月并引起家长关注，可诊断为睡眠不安。但诊断睡眠不安时，我们需要注意的是在新生儿期，夜间进食次数约 3~4 次，4 月龄时 2 次左右，6~9 月龄时 1~2 次，9 月龄以上时不需要夜间进食，仅有一部分孩子会保留一顿晨奶。

睡眠不安的儿童常常表现为睡眠不宁、容易觉醒，可在睡眠中出现骚动和啼哭等。4 个月内的婴儿，啼哭多是由"身体不适"引发的，诸如饿了、尿布湿了、室温热 / 冷了，而 4 个月后的婴儿因为大脑发育而呈现多样化的需求，夜间啼哭的原因也变得多种多样，这里面有一部分是疾病所导致的，而有一部分可能只是因为睡眠的环境、平时睡眠的习惯等因素引起的。

（方昕　常丽）

第四节　家有"神兽"，晚上睡不好怎么办？我来帮您想办法

　　睡眠是儿童生长发育的重要保证，家里"神兽"晚上入睡困难或难以维持睡眠、频繁觉醒，严重困扰着家长们。别怕，我们来帮您想办法。

一、要想睡得好，营造良好环境不可少

　　家长们白天适当开窗通风换气，保持睡房的空气洁净；花点心思布置舒适的睡眠环境；入睡前，要关掉电视、音响、灯光，也不要在孩子睡着时玩手机、平板电脑。和成人一样，孩子睡觉也需要安静、黑暗的环境。夜晚进入睡眠后，人脑中的松果体会分泌大量的褪黑素，让血压下降、心率减慢，令沉睡中的孩子消除疲劳、提高免疫力。所以，想要睡醒后满血复活，一定要记得关灯、保持安静。有的家长怕孩子着凉，给孩子裹上厚厚的被子和睡衣，要知道，温度过高，孩子不容易进入深睡眠，肌肉容易紧绷、难以放松，这样可能会导致呼吸和血液循环不通畅，不利于健康，所以给孩子准备柔软、宽松的小睡衣，被褥也要保持干净、干燥、薄厚适宜；保持合适的室温，室温太热太冷都睡不好，夏季最舒适的温度是 25℃左右，如果开空调要注意室内外温差不要超过 5℃，冬天保

持室温在 20~25℃，简单的衡量标准是和孩子共处一室的家长们感到舒适。

二、睡前排除引起孩子夜间哭啼因素

尿布湿了吗？手脚凉吗？有没有鼻孔阻塞？是不是到了该喂奶的时间？脸色和平常一样吗？肚子咕噜咕噜响吗？睡前认真观察孩子的身体和他／她的精神状态，如果发现有以上情况，要尽快消除这些隐患。

三、养成良好的入睡习惯

有的家长，为了快点哄孩子睡着，拍着、哄着、边走边摇。这样可能会"剥夺"孩子独自入睡的能力。发现孩子有睡意时，应及时放到婴儿床里，让孩子自己入睡。如果您每次都抱着或摇着他／她入睡，那么每当晚上醒来时，他／她都会让您抱起来或摇着才能入睡。

很多家长看到孩子晚上哭醒会以为孩子饿了，然后就给孩子喂奶，其实这是一个很不好的习惯。6 个月以后，发育正常的孩子，完全可以一觉睡到天亮，就算半夜醒了，也没有必要喂奶、喂水、抱起来哄，只要轻轻拍拍背就够了。

不要让婴儿含着奶嘴入睡。若孩子含着奶嘴睡着了，在放到床上前请轻轻将奶嘴抽出。

有的孩子害怕一个人待在卧室里，其实最好在 1 岁前，就和爸妈分床睡，可以准备张安全婴儿床，放在爸妈的大床旁边。长到 1 岁半~2 岁，就可以从婴儿床过渡到小床、单独一屋了。

白天在固定的时间睡眠，培养孩子晚上定时就寝的习惯。夜晚和白天睡眠的不同有利于帮助婴儿形成昼夜不同的区别。

四、为孩子建立一套规律的睡前程序

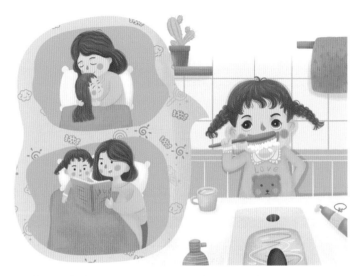

家长每次哄孩子入睡时，一定要遵循一套固定的模式——睡前程序，包括以下部分（或全部）内容：睡前刷牙、洗脸、讲故事、唱摇篮曲、亲吻孩子道晚安等。如果每天都能如此，孩子很快就会得益于这种持续的、可预见的生活习惯，关键是，孩子会感到很放松，而不是对睡觉表现得很抗拒。事实证明，如果睡觉和游戏时间、散步时间及吃饭时间都很固定，孩子的作息会越来越有规律。这个睡前程序的履行一定要严格按照约定，让孩子的规则意识强烈。一开始孩子可能不会接受，但是几天之后一切就进入正轨了。

（刘静　常丽）

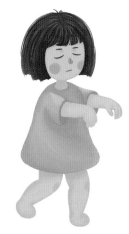

第五章

觉醒性异态睡眠

孩子夜间频繁醒来，这是怎么回事，我该怎么办呢？

孩子夜间睡眠过程中，有时会突然坐起，甚至下地行走，这是怎么回事，我该怎么办呢？

孩子睡眠过程中会出现大声哭闹，手脚乱动，情景很吓人，
我哄他／她反而哭闹得更厉害了，这是怎么回事，我该怎么办呢？

下面让我们来为您一一解答。

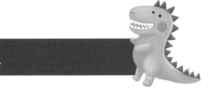

第一节　觉醒紊乱

孩子夜里频繁醒来，影响睡眠，我该怎么办呢？——别着急，我们来帮您找原因，想办法。

一、孩子夜里频频醒来，是饿了吗

睡眠健康至关重要，长期频繁夜醒可能严重影响孩子的生长发育。随着年龄的增长，孩子夜醒的次数会逐渐减少，50%~60% 的孩子在 6 个月以后夜晚最长能够连续睡眠 5 个小时以上。很多爸妈在孩子夜醒的时候，都会认为是饿了，第一时间给孩子喂奶，但是孩子夜醒不等于是饿了。那么孩子频繁夜醒，我们需要注意哪些问题呢？

（一）家长护理要适当，环境因素很重要

饿了、过饱，尿不湿过湿，衣服、被褥不舒适，室温过冷、过热，室内光线太亮等都可能会导致孩子夜里频繁醒来。孩子初入"社会"，对一切都是"敏感"的，受外界环境因素影响更加显著，爸妈们一定要仔细分辨，经验都是靠慢慢积累的。比如：随着孩子长大，饮食或吃奶规律已形成，夜醒还没有到饿的时候，一般就不认为孩子是饿了。

（二）要熟知孩子的"生理性不适"

一些特殊时期是需要家长们熟知的，新生儿期惊跳反射严重，婴儿出牙期疼痛，学习爬行、站立、走路等大运动发展时期，或大孩子骨骼生长痛，这些都可能引起孩子暂时的睡眠倒退，一般的睡眠倒退期大约在孩子 3~4 个月、8~10 个月、18 个月时最容易发生，还有搬家、改变新环境、上幼儿园、妈妈上班等也可以出现睡眠倒退。

（三）要警惕"孩子生病"的可能

一些疾病因素，如：感冒鼻塞、发热、微量元素缺乏、消化不良、食管反流性疾病、阻塞性睡眠呼吸暂停低通气综合征

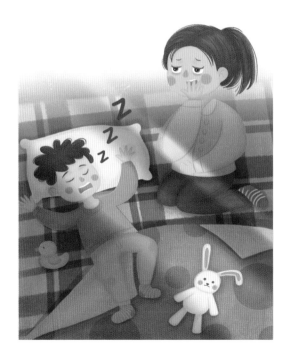

（OSAHS）等也会引起孩子夜间频繁醒来。孩子胃肠功能发育不完善，故胃肠道问题多见，比如：乳糖不耐受或牛奶蛋白过敏轻者会引起孩子频繁哭闹，影响睡眠，严重者会使孩子出现腹胀、腹泻甚至便血等，进而影响孩子的睡眠和生长发育，所以对于不明原因夜间频繁醒来哭闹的孩子，特别是婴儿，要注意乳糖不耐受或牛奶蛋白过敏等可能，要及时到专科医院就诊。阻塞性睡眠呼吸暂停低通气综合征（OSAHS）会引起患儿睡眠打鼾、张口呼吸、夜间睡眠不安，还会引起日间嗜睡、注意力减退等，重者可出现生长缓慢、认知功能障碍，如果孩子夜间频繁醒来，也要注意 OSAHS 的可能，近年来此疾病已越来越受到家长及临床医生的重视。

（四）"养成良好的作息习惯"很重要

随着孩子成长，规律作息时间、形成良好睡眠习惯很重要。如：昼夜颠倒，这是新生儿经常发生的问题，但是如果年龄稍大的孩子晚上玩手机或看电视而不肯睡觉，早上起不来，久而久之也会形成昼夜节律颠倒。如果孩子的睡眠节律出现了昼夜颠倒或者有昼夜颠倒的趋势，此时我们需要采取"并觉"的措施，如 6~9 个月大的时候，可以将孩子的 3 个小睡并成 2 个小睡，1 岁多可能又需要把 2 个小睡并成 1 个小睡。但是有些孩子白天多次小睡习惯难以调整，那么，白天睡多了，夜里就会睡不踏实。此外，白天睡眠不足或太累了、睡前太兴奋都会影响孩子夜间的睡眠。还有如果抱睡、奶睡的睡眠习惯难以纠正的话，也会对孩子夜间的睡眠产生不良影响。

二、关于孩子夜醒的一些问题，您一定要知道

目前研究显示，在我国 0~36 个月婴幼儿平均每晚醒 1.78 次，夜醒时间约 0.52 小时；3 岁以下儿童夜醒的发生率在男童和女童中

分别高达 65.97% 和 58.17%。

那么孩子夜醒几次才算正常呢？一般来说，孩子过了 6 周之后才形成自己的生物钟，才能分清白天和黑夜。6 周 ~4 个月，一般夜醒 3~4 次；4 个月 ~8 个月，夜醒 1~2 次；9 个月 ~1 岁，夜醒 0~1 次。

夜醒的孩子，是因为没有建立起昼醒夜眠的这种正常睡眠觉醒节律，表现为夜间不能持续的睡眠，容易惊醒。轻者，夜醒次数 2~3 次；重者，夜醒次数 4~5 次，并且会伴有哭闹不安，迫使家长每天晚上要消耗 1~2 个小时来照顾。

有的孩子，白天睡觉，晚上觉醒，睡眠的节律整个颠倒，有的不愿意上床睡觉，要求抱着睡或者是要听故事等。所以，我们认为频繁夜醒或者不愿意上床入睡的问题，是儿童、特别是婴幼儿，最大的睡眠问题之一。

孩子好的睡眠并非指夜晚睡眠的时间越长越好，而是需要孩子入睡快，夜间醒来的时间短，再加上夜晚睡眠充足，才能帮助孩子获得较高的睡眠效率。

三、专家提示，夜醒后家长的回应非常重要

如果孩子出现频繁的夜醒，家长要注意以下几个方面的问题：

（一）家长要积极主动地为孩子创造一个舒适的睡眠环境

心理因素是睡眠障碍发生的原因之一，创造一个舒适的睡眠环境可以帮助孩子放松身心，减少睡眠障碍的发生。让人精神放松的热水澡、触感舒适的睡衣、温度湿度适宜的房间、安静而光线偏暗的房间、散发着太阳味道的温暖的被窝、触手可及的心爱的玩具等，这些足以让人心情愉悦、身体放松，也是帮助孩子沉入美梦的好助手。

（二）家长要帮助孩子养成良好的睡眠习惯，适当延长应答时间很重要

良好的睡眠习惯对保证睡眠质量非常重要，家长要帮助孩子养成良好的睡眠习惯。尽量让孩子从小养成固定的就寝－晨起作息时间，不要破坏规矩，形成良好的生物钟。在每晚睡前可以进行读书、听舒缓音乐等不会让孩子太过兴奋的活动，从而养成习惯，让他／她意识到一开始做这些事情，意味着他／她要睡觉了。配合固定的作息时间，让孩子从身体、心理上做好准备，让放松心理状态和舒适的睡眠环境形成孩子入睡的条件反射。

睡眠的特征是存在着睡眠周期性。儿童睡眠过程中有不同睡眠阶段的交替循环过程，在睡眠的过程中，孩子有可能出现身体的翻动，甚至觉醒，此时家长的应答时间和应答方式对孩子的睡眠习惯有很大的影响。比如有的家长习惯与孩子同睡，一旦孩子夜间醒来，家长就会立即给予应答，使用讲故事、拍打、摇晃、喂奶、给安慰奶嘴等方式来安抚孩子，以使其再次入睡。但这样做，容易让孩子产生依赖的行为，形成不良入睡条件并产生依赖，一旦出现上述行为的缺失或改变，就容易产生更进一步的入睡困难，从而出现频繁夜醒的情况。

对于婴儿来说，夜奶时间间隔过短也会导致孩子出现频繁夜醒。如母乳喂养的孩子与父母同睡一床，只要孩子翻身啼哭就给喂奶，会导致孩子不易形成定时喂养的习惯，而且夜间喂奶次数较多，不易自然停止夜间吃奶。6个月前的婴儿频繁夜醒是为了获得增加喂养的机会，而6个月以后频繁夜间喂奶会造成婴儿睡眠障碍导致频繁夜醒。

在孩子出现频繁夜醒后，家长可以采用渐进延长应答时间的方法，保证孩子养成良好的睡眠习惯。

（三）家长要细心寻觅孩子其他的睡眠问题和疾病的迹象

要注意观察孩子上床后到入睡的时间、入睡前是否有恐惧、焦虑等异常表现；睡眠过程中是否有打鼾、张口呼吸、呼吸暂停、坐起、无意识哭闹、行走等异常表现；同时，要注意观察孩子是否有鼻堵、咳嗽、发热、腹痛等问题。如果孩子存在以上某一个或多个症状的话，要及时带孩子到专科医院就诊，要注意孩子是否有阻塞性睡眠呼吸暂停、梦魇、夜惊、梦游等其他睡眠问题，是否有呼吸道或消化道等疾病。

（四）家长要寻找并避免可能的诱发因素

年龄大一些的孩子出现频繁夜醒要注意寻找诱发因素，诸如玩刺激性电子游戏、看恐怖片、打架、喝咖啡、饮浓茶等，家长一定要注意避免可能的诱发因素。

（五）家长要适时求助专业的医务人员

随着孩子年龄的增长，神经心理发育逐渐完善，但是容易受外界环境影响。心理因素亦可导致出现睡眠障碍，诸如紧张的家庭气氛、父母离异、亲朋骤然离世均会给孩子带来巨大的心理压力，影响睡眠。家长可以试着与孩子沟通，或者求助于心理医生等专业人士的帮助，了解孩子所担忧不安的事情，舒缓孩子的心情，达到好的治疗效果。

大量研究证实，频繁夜醒会对婴幼儿健康产生诸多不利，包括注意力、认知和记忆力的发展，甚至对今后其学校表现造成一定的影响，从而给父母及家庭生活带来压力。

现有治疗儿童睡眠不安的方法包括各种行为治疗法、药物治疗法等。研究表明，药物治疗与行为干预短期疗效相仿，而行为干预在缩短入睡时间方面的长期疗效更为突出，并且相对无药物副作用，对于家长来说也更容易接受。但是，对于一些严重的病例，当孩子发作频繁、剧烈，或者家长因为孩子频繁夜醒已经精疲力竭，而上述行为干预均不能缓解孩子症状，且排除了其他躯体或精神疾病的孩子，那么可以在医生的指导下，根据患儿年龄、体重、临床表现等给予短期、小剂量药物治疗。

（曹冰清　张曼　常丽）

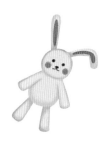

第二节　梦游

孩子夜里突然坐起，甚至下地行走，这是怎么了？我该怎么办？——别着急，我们来帮您分析原因，寻找对策。

一、孩子压力太大，还会导致梦游吗

梦游即睡行症，是在睡眠中起床在室内或户外行走或做一些简单活动的睡眠和清醒同时存在的一种意识改变状态。睡行症在儿童中的发病率，北京有报道为 0.6%，上海有报道为 4.4%。睡行的具体原因尚未确切，一般分为易感因素、启动因素和诱发因素三方面。

易感因素——家族病史要了解

有学者提出睡行的遗传倾向假说，也有一些研究确定了不同的基因位点和遗传模式。在现实中儿童睡行的概率确实随父母受累情况而增加，如父母双方均有睡行，儿童出现睡行的概率可高达 60%。

启动因素——避免和缓解压力很重要

睡行的启动因素有很多，比较明确的是睡眠剥夺和情景压力。也就是说孩子压力过大确实有可能导致梦游的发生，比如学习紧张、过于疲劳、和别人吵架、看了紧张激动的电影以及生活中遇到令人焦虑或恐惧的事件等。少数报道睡行的启动因素还有甲亢、偏头痛、头部创伤、脑炎等。

✦ 诱发因素——发现和避免诱因要注意

如今已愈发认识到阻塞性睡眠呼吸暂停综合征和其他睡眠相关呼吸障碍都有诱发作用。此外还有旅行、睡眠环境改变、高热等。

因此，压力太大可能会是孩子发生梦游的启动因素。目前普遍认为，梦游可能是大脑区域功能的交错使睡眠习惯和睡眠状态不稳定而导致的。但是，大部分梦游患者并没有神经系统或者心理学的病理改变。

二、睡着了突然起来走动，喊他 / 她也没反应

睡行可以出现在儿童学会行走后，也可以开始于几乎所有年龄段。但儿童一般会在青春期前后自行消失，也就是随着年龄增长自愈而并不需要特殊治疗，也有持续至青少年阶段。症状可偶尔发生也可频繁出现，比如孩子会连续几夜每晚都发作多次。

孩子的异常行为可以是简单的、非目的性的，比如穿衣服、拿东西、随意走动；也可以是复杂的、持续的，比如操作电脑、对话（答非所问）。这些活动可以自行终止，比如有时在发作以后又在不适当的地点入睡，有时可无意识地又自行回到床上继续睡眠。同时孩子会表现为定向力受损、语速缓慢、意识状态改变、反应迟钝，并且通常有顺行性和逆行性遗忘，也就是醒来以后对梦游的经历不能够回忆。所以说睡着了突然起来走动就是睡行的发作，而在睡行过程当中通常难以被唤醒，也就是出现家长喊他 / 她也没反应的表现。

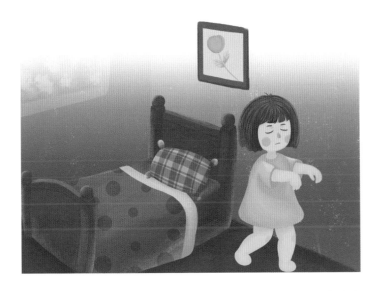

睡行中孩子经常会出现不适当的行为，家长对此不必大惊小怪。比如会在垃圾桶小便、胡乱移动家具或者爬出窗外。如果孩子是在熟悉的环境内走动，通常还能绕过障碍物或者避免摔倒。而如果出现同睡惊那样的突然觉醒，孩子可迅速转换到之前的状态，如继续仓皇不安地行走、奔跑等。但儿童的睡行通常较为平静，比如朝向有亮光的房间或者家长的房间安静地行走，有时出现走向门或者窗户，当然也会有走向室外的危险行为。

三、孩子夜里有奇怪的行为怎么办

儿童梦游可出现于儿童学会行走后，可见于几乎所有年龄段。一般在青春期前后自行消失，也可以持续至青少年阶段。多数家长会对梦游儿童感到担忧，其实，如果只是偶然发生的梦游，一般不会对患儿本人产生太大的影响。如果家长不放心，可以带孩子去医院做脑电图检查，以排除癫痫的可能。随着年龄的增长，深度睡眠逐渐减少，梦游的现象会自动减弱或消失，一般不必接受治疗。儿童梦游的症状可偶发，也可频发，如果孩子频繁出现梦游，甚至出现走向门或者窗户，甚至走向室外的危险行为，可以试试以下方法。

✦ 积极做好睡前的生理准备：如排空膀胱

由于自身刺激如膀胱充盈是梦游的诱发因素，故睡前不要让孩子喝过多水或摄入过多流质食物，帮助孩子养成睡前排尿的习惯，以减少梦游的诱发因素。

✦ 提前让孩子熟悉新的睡眠环境

与梦游相关的因素有旅游、睡眠环境改变等。当孩子初入陌生环境时，如搬新家、外出旅游等，家长应该先帮助孩子熟悉周围环境，让他／她对自己的居室逐渐适应，切不可强迫孩子独自在新环境中睡觉。

✦ 家长要为孩子营造安静的睡眠环境

睡前不要给孩子讲紧张兴奋的故事，也不要让他／她观看紧张恐怖的电视节目。噪声和光照也是梦游的诱发因素，尽量给孩子营造宽松、温馨、安静的睡眠环境，让他／她自然入睡。

✦ 家长要为孩子准备安全的睡眠环境

确保孩子的卧室有一套完整的儿童防护措施，收好有毒、危险的物品，将电源插座统统盖住。同时保持地面的整洁，避免堆放玩具等杂物，尤其是尖锐、锋利的物品，以免误伤孩子。建议在卧室的窗户上安装防盗窗，睡前把窗户关上锁好，避免孩子因为梦游乱走而受伤。同时也要避免孩子睡在高床和上下铺的上铺。在孩子卧室房门上装一个小铃铛，当孩子打开房门时可以提示家长。把家里的大门反锁，防止孩子梦游时开门出去发生危险等。

✦ 家长次日不讨论梦游这件事，特别不能当着孩子的面进行讨论

倘若发现孩子在梦游，不要唤醒他/她，可以拉着他/她的手，轻轻将他/她带回床上，也可以适当讲一些安慰的话，细心照看，孩子会很快睡着。次日不要讨论这件事情，因为他/她根本不记得，避免给孩子带来不必要的心理负担。

✦ 适时咨询专业医生

如果患儿发生的梦游频率较高，隔几天或十几天发作1次，或每晚发作数次，或是属于癫痫合并梦游的情况，易对患儿造成持久、长期的影响，应该向睡眠专家咨询，并在医生的指导下采取相应的治疗措施。

（郭文卉　崔菲菲　常丽）

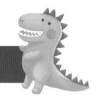

第三节 夜惊

　　孩子睡觉时突然尖叫，哭喊，还出现呼吸急促等，我该怎么办？——别着急，我们来帮您分析原因，寻找对策。

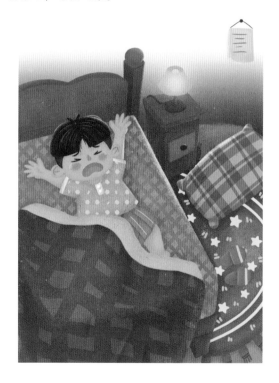

一、睡觉时突然尖叫起来，呼吸急促、出冷汗

当孩子在刚入睡后不久，大约 0.5~2 小时内突然尖叫、哭喊、双目睁大直视，有的还自言自语，别人却听不懂他 / 她在说什么；有的甚至下床行走，神色紧张、恐惧，而且呼吸急促、心跳加快、面色苍白、出汗，对周边事物毫无反应，当您试图安抚、哄抱或者唤醒他 / 她时，往往毫无效果，数分钟后突然缓解，继续入睡。即使孩子被叫醒也显得意识不清，且完全回忆不起来发生了什么，有时会表现出害怕情绪。当出现这种情况时，孩子很有可能是"夜惊"发作了，经常出现又称"夜惊症"。

据统计，1~12 岁的儿童夜惊发生率在 1.0%~6.5%，主要发生在 4~12 岁的儿童，高发年龄是 5~7 岁，青春期阶段少见。男孩比女孩更多见。夜惊时除了容易受伤，醒后还容易造成白日嗜睡、疲惫，产生紧张、抑郁情绪等不良反应。

二、夜惊是什么原因造成的呢

目前没有明确导致夜惊的原因，可能的原因如下：

心理因素

常见于大龄儿童，比如：白天被人欺负，被家长责备，有应激事件发生，孩子看到或听到恐怖的事情，突然与父母分离，看到父母吵架以及发生意外事故等造成心理不良情绪，容易造成夜惊。

觉醒激发

夜惊多发生于非快速眼球运动期的第Ⅲ~Ⅳ期快觉醒的时候，就是深睡眠快觉醒的时候。所以，不论是内因还是外因导致的这个阶段的觉醒，都容易激发夜惊发作，比如：发热、憋尿、嘈杂的睡眠环

境、过度劳累、情绪紧张、分离焦虑、频繁头痛、白天被人欺负的经历、睡眠不足、注意力缺陷多动症、癫痫、睡前喝了含咖啡因的饮料、打呼噜（夜间频繁缺氧）、周期性肢体运动、不宁腿综合征等。

✦ 药物引起

服用某些药物如中枢神经系统抑制剂可能造成夜惊。

✦ 睡眠剥夺后的恢复期

睡眠剥夺即各种原因造成孩子睡眠不足后逐渐恢复过程中，可促进慢波睡眠呈现反跳性延长、加深，导致儿童睡眠交替困难，容易形成觉醒性异态睡眠，可能也会造成夜惊，后续还可能合并梦游、梦呓。

✦ 偏头痛引起

现今孩子学业压力大，有不少青少年有偏头痛，偏头痛与夜惊有很大的相关性。

✦ 罕见原因

非常罕见的原因是下丘脑损伤，从而损害觉醒系统，也可引起夜惊。

三、孩子老惊醒，我怎么区分是"夜惊"还是"噩梦"呢

噩梦发生时间多在快速眼动睡眠（REM睡眠），多在后半夜或快晨起时。而夜惊多发生在刚入睡的0.5~2小时，在非快速眼动睡眠（NREM睡眠）的Ⅲ~Ⅳ期向觉醒转换时。噩梦醒来虽然也会表现出恐惧，但程度远不及"夜惊"，喊叫、乱跑、气促、心跳加快等自主神经反应都没那么强烈。从唤醒后的表现来看：噩梦容易唤醒，唤醒后完全清醒，可以回忆噩梦细节；而夜惊不易被唤醒，唤醒后不能完全清醒，无法回忆之前发生的事情。另外，极少数情况下，当噩梦和夜惊共存时，回忆梦中细节时，两者容易混淆。

四、"夜惊"发生我们来支招

孩子夜惊时表现得非常惊恐，又容易伤害到自己，这时最害怕的是家长了。该怎么应对突发状况呢？

✦ 家长首先要保证孩子有安全的睡眠环境

这时，家长无需唤醒孩子，首先要除去环境中的危险因素，防止孩子乱跑时受伤。经常夜惊发作的，家长要提前准备好防护措施，比如设置防护栏防止孩子跑到楼梯口、厨房、阳台等危险的地方。

✦ 家长要引导孩子继续睡觉

不要试图叫醒孩子，更加不能因为孩子的过激行为生气而去责备孩子。因为孩子很难被唤醒，叫醒后脑子也不能完全清醒，还会增加孩子的焦虑。家长要用平常心，温和地引导孩子上床睡觉，比如说："宝贝，还没天亮呢，继续睡呀！"较多孩子会在迷迷糊糊中接受指令而回到床上睡觉。

✦ 家长次日不讨论夜惊这件事，特别不能当着孩子的面讨论

待孩子次日醒来，不要直接告诉孩子夜里发生的事情，以免造成孩子的心理负担。可以找话题跟孩子交流，分析可能造成夜惊的因素，如心理因素、饮食情况、身体健康状况等，根据孩子自身情况一一尝试解决。

✦ 有的情况下，家长可以提早干预

对于频繁夜惊的孩子，预估夜惊发作的时间点，提前15分钟唤醒孩子，维持14天后，夜惊症状可明显好转。

✦ 适时求助于专业医护人员

频繁夜惊，需要考虑更多的因素，比如孩子是否存在"癫痫、胃食管反流"等其他疾病。为防止耽误病情，应及时去医院检查并治疗。

（李志洁　蔡晓红）

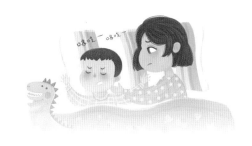

第六章

非觉醒性异态睡眠

夜，静悄悄，风不吹，草不摇，妈妈低声哄着孩子睡觉。
但是孩子时而出现的喃喃呓语声，"咯吱咯吱"的磨牙声，突然惊醒发出的哭闹声，
感觉孩子已经醒来但是全身不能动弹的惊恐话语，
甚至妈妈突然发现孩子有那么几秒钟好像暂停了呼吸而发出的惊叫声瞬间打破了夜的宁静！

以上这些情景不知您和孩子是否遇到过，如果您的回答是"是"的话，
那么它们到底是怎么回事呢？请跟随我们的脚步来认识一下这些非觉醒性异态睡眠吧。

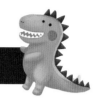

第一节 梦魇

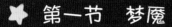

您的孩子是否有过因噩梦惊醒而哭闹的经历？

您的孩子是否梦到过被坏人或怪物追赶而自己无法呼救、动弹不得？

您的孩子是否在夜间做噩梦后因害怕不敢入睡，白天困倦、学习时注意力不集中？

如果您的孩子存在上述情况，请和我们一起认识一下这个罪魁祸首——梦魇。

一、做噩梦仅仅是心理因素吗

梦魇即是指噩梦，东汉许慎在《说文解字》中曾言："魇，梦惊也。"现阶段，梦魇的发生机制还不是很明确，但普遍认为神经系统发育不完善可能对其造成了直接而深刻的影响。

梦魇通常发生在快速眼动睡眠（REM 睡眠），大脑从睡眠休息中苏醒过来，然而控制人行动的中枢神经仍处于休眠状态，而能传达这种意识的部分中枢神经却在活动之中，使人处于半睡半醒状态，梦境与现实互相交错，导致身体与大脑发生不协调情况。此时全身肌肉张力最低，所以会造成神志清楚而运动瘫痪的状况，这就形成梦魇。

著名的心理学家弗洛伊德认为，人们之所以产生梦魇，通常是和梦者童年时所害怕的一些事物有关，而现有的研究也表明，梦魇常发生在4~6岁儿童。梦魇的产生仅仅是心理因素导致的吗？目前普遍观点认为梦魇的诱发既有内在的心理因素，也有外界的刺激因素。

心理因素方面，孩子睡前心情不愉快，或是白天看了内容恐怖的影视剧或听了某些情节恐怖的鬼怪故事等均可诱发内容恐怖的梦境。

从外界因素来说，孩子睡觉时枕头过高、趴着睡、被子盖住了嘴鼻，手压在胸部，或是睡前过量进食，胃部胀满等情况，可导致人在睡眠时，心肺的活动能力相对减弱，这种来自外部的刺激很快传到大脑皮层，便引起不正确的神经反应。于是，梦魇可能就产生了。

此外，有的孩子感冒鼻塞，或者患了某些慢性疾病，如慢性扁桃体炎、慢性鼻炎等，这些疾病也可引起呼吸不畅的症状，因此也容易诱发梦魇。

二、孩子夜里惊醒，喊"妈妈我怕！"

美国的一项研究报告显示，在人的一生当中至少经历过一次梦魇的人数比例约有40%~50%。梦魇在儿童中也较常见，无性别差异，约半数始发于10岁以前的学龄前期或学龄期。国内有一项对4~16岁儿童精神卫生问题的流行病学调查资料显示，梦魇的患病率为0.72%，4~6岁是梦魇发生的高峰期。

孩子在凌晨或临近天明时，在睡眠中因噩梦突然惊醒，常伴有惊叫，有时梦到被妖魔鬼怪或坏人猛兽所追赶，或是自己及亲人陷

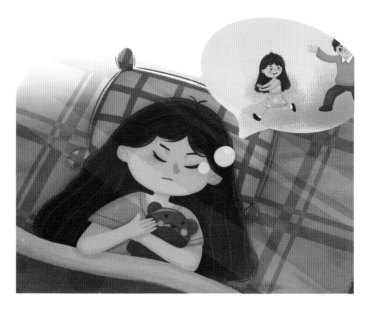

入某种灾难的边缘，或是感到有重物压身，但均动弹不得，呼吸困难近窒息，想喊却喊不出，似醒非醒，似睡非睡，感到不解和恐怖，须几经挣扎，才可完全清醒，再加上配合梦境，就成为一种独特的现象——梦魇。孩子醒后可回忆梦境中的恐怖情景片段，并能描述出来，发作后仍可入睡。

三、孩子总是做噩梦，白天的状态也受到影响了

梦魇一般不会导致严重的后果，但频繁的噩梦容易使孩子精神紧张，产生焦虑、恐惧等心态，可影响到孩子的睡眠，从而出现白天精神不振、学习注意力不集中或者困倦，长期存在可影响孩子的身心健康。

四、减少噩梦的发生，心理疏导很重要

通常情况下不需要给予孩子特殊的治疗，去除诱因即可自愈，但也可进行一些睡前准备以防止梦魇再次发生，比如：

（1）睡前活动：人们常说日有所思、夜有所梦，建议在孩子睡前安排安静的活动，临睡前不要让他/她看一些恐怖的图画书，或是吓人的电视和影片。

（2）交流与关怀：孩子经常做噩梦往往与生活或者学校中发生的事件相关，家长应该给孩子营造一个舒适愉快的生活氛围，与其交流学校中发生的情况，杜绝用恐吓的方式教育孩子，及时与老师沟通，给予孩子足够的关怀与温暖。

（3）陪伴：如果孩子被梦魇惊醒，对于他/她的恐惧要及时安慰，在孩子的房间里陪伴他/她。避免在谈话中提及有关梦魇的细节，谈论梦魇的细节会让这些恐怖的情景对孩子造成二次伤害，待孩子情绪稳定可再次入睡。

（4）就医：如果梦魇发作过于频繁，建议可到医院进行相关身体检查以排除生理上的疾病，并可进行心理疏导治疗。

（尤海龙　马瑜聪）

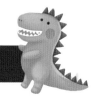

第二节 梦话

孩子睡着后嘴里嘀咕着什么，时而还会背古诗、唱歌！

孩子睡着后总说梦话，说梦话时就是在做梦吗？

下面让我们带你进入孩子的梦话世界去看看到底是怎么回事！

一、睡着了还说话，怎么回事呢

孩子有时睡着了还在说话，到底是怎么回事呢？通常根据睡眠时脑功能的不同，人们将睡眠分为快速眼动睡眠（REM 睡眠）及非快速眼动睡眠（NREM 睡眠）。我们用监测仪器测定，如果处于 REM 睡眠的人们被唤醒，则会描述处于做梦状态，而 NREM 睡眠被叫醒的人则描述无做梦体验。而我们常常所谓的说"梦话"，真的是做梦时说的话吗？令人惊讶的监测结果是：梦话不是在 REM 睡眠中出现的，而是在 NREM 睡眠出现的。

人在入睡后 REM 睡眠及 NREM 睡眠循环出现，第一循环时间较短，第二循环时间较长，而进入第三循环的 NREM 睡眠，则会有说梦话的现象。也就是说，说"梦话"与做梦发生在两个不同的阶段，说"梦话"是在无梦睡眠时出现的现象。

既然说梦话时不是在做梦，那么为什么有时睡眠时会说话呢？而且我们发现如果把说梦话的人唤醒，他／她无法回忆刚才说的话，甚至会否定自己说过梦话。那又是什么原因呢？原来睡眠时，人的大脑并不是完全休息，只是大脑皮层普遍被抑制，但某些管理语言的脑细胞仍处于兴奋状态。因为这些兴奋的脑细胞与其他脑细胞之间没有关联，所以人们也无法像清醒时那样形成记忆。而有的人在做噩梦时，也会偶尔发出喊叫声，这时会突然惊醒，并清晰地回忆起梦中的情况，但这种喊叫与我们所说的说"梦话"是不同的。使大脑在睡眠时仍处于兴奋状态的原因有很多：

（1）精神因素：如果孩子受到外界刺激造成精神紧张或内心压力，夜晚可以将这种情绪带入睡梦中，就可能在睡觉时说话、唱歌等。我们也可以认为这种情况是发泄情绪的一种方式。

（2）睡前兴奋：如果在孩子在睡觉前喝了咖啡或可乐等有兴奋刺激性的食物，或玩了新的玩具及刺激性的游戏，可以使管理大脑的语言神经细胞处于兴奋状态，导致在睡梦中说梦话。

（3）脾虚胃弱：中医认为脾虚胃弱的人，其肠胃道对食物的吸收不好，从而造成气血不足，导致睡眠时说梦话。

（4）过度疲劳：如果孩子白天过于劳累，晚上易说梦话，从而使得睡眠质量降低，第二天精神萎靡，进而出现恶性循环。

二、孩子总在睡梦中说话、唱歌或哭笑

梦话是指睡眠中说话的现象，也叫梦呓。有时孩子会在睡梦中说话或是唱歌，但多数是含糊不清的嘀咕，不成文的只字片语。也有可能是发音清晰连贯的语言，或成段的述说，或者是唱歌、哭

泣、发怒、呻吟等，甚至还能与他人对答，这种通常与白天的思维及活动相关。

三、加强锻炼，改善生活方式会有意外之喜

说梦话是身体或精神对自身状态的一种反应，算不上是一种疾病，但是频繁说梦话会影响孩子的睡眠质量。可以通过以下方法进行调理，减少或改善说梦话的次数。

（1）缓解压力：孩子若频繁说梦话，且梦话内容与白天发生的事情相关，就需要家长对孩子及时进行心理压力疏导，缓解孩子紧张情绪。

（2）睡眠环境：黑暗的环境有利于孩子睡眠质量的提高，可买厚窗帘或是眼罩来创造黑暗的环境。注意孩子睡眠体位，被褥、床垫和枕头要保持干净舒适。有条件的话选择温度适宜且噪声小或无噪声的房间。

（3）健康饮食：饮食尽量选择清淡一些，特别是睡前不能喝刺激性的饮料，可以选择牛奶这种对睡眠有帮助的饮料。

（4）规律运动：适度的规律运动有助于放松心情，可以使身心都能得到休整。比如，慢跑、仰卧起坐、蹲起等运动。但是不能让孩子在睡前进行剧烈运动。

（马瑜聪）

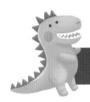

第三节　磨牙

孩子睡着后"咯吱咯吱"地的磨牙，妈妈说是白天玩得太兴奋了。而老人说，应该吃些打虫药了！

总这么磨牙，孩子的牙齿不会磨坏了吧？

那么，磨牙是怎么引起的，到底需不需要治疗呢？

让我们一起来了解磨牙是怎么回事吧！

一、认为孩子磨牙只是心理问题？那您就错了

很多孩子在睡眠时会出现磨牙现象，最初被认为是与精神紧张有关的中枢神经问题，是愤怒、紧张等情绪的释放，也有的家长认为磨牙是孩子肚子里有蛔虫。那么孩子磨牙真的就是上面这些原因导致的吗？

通过研究脑电图观察磨牙患者的睡眠发现，磨牙时伴有大脑皮质电活动的增加，并表现出呼吸不规则和脉搏加快等自主神经系统功能紊乱的表现。同时，磨牙还与快速眼动睡眠（REM睡眠）有关，由于此阶段的神经冲动来自中枢神经，因此磨牙可能为中枢起源。虽然国内外很多的学者对磨牙进行了多项研究，但是迄今为止磨牙的病因尚无定论。目前认为磨牙症是一种"多因素"相互作用

引起的口腔表现，可能与下列因素相关。

（1）咬合关系不协调：被认为是磨牙的一个主要因素，包括缺牙、牙齿缺损或过长、单侧咀嚼等。在儿童换牙期间，大部分孩子由于咬合关系不协调而致上下牙齿不能很好地咬合。于是孩子常会出现一种下意识的意念，想使多数的牙齿紧密接触，在熟睡中这种白天的意念就会变成咀嚼肌舒张和收缩而引发夜间磨牙。

（2）神经因素：有研究认为，磨牙的发生与大脑中枢神经系统传递的多巴胺和去甲肾上腺素的改变有关。

（3）精神心理因素：精神紧张一直被认为是导致磨牙的原因之一。如果孩子白天玩得过于兴奋，或是家庭不和睦，或是因为学业紧张，受到家长、老师的责备等，可导致孩子出现兴奋、焦虑、烦躁不安等情绪，入睡后仍有一部分大脑皮质处于兴奋状态，从而会使咀嚼肌收缩而发生磨牙。

（4）遗传因素：儿童期的磨牙持续存在，可能与遗传因素相关。父母长辈存在磨牙现象，则孩子患磨牙症的概率会增高。磨牙虽然不是百分百的遗传，但是具有遗传倾向。

（5）胃肠功能紊乱：当儿童出现积食或消化不良时，胃肠道内的细菌所分泌的毒素吸收后会刺激大脑皮层，使其兴奋或抑制过程失调，造成磨牙的出现。

（6）全身因素：包括肠道寄生虫感染、维生素 D_3 及 B 族维生素缺乏等都有可能引起磨牙症。

二、"小老鼠"又在"咯吱咯吱"了

磨牙可以发生于任何年龄的人群，以儿童和年轻人多见，可分为 3 型：一是磨牙型，常在夜间入睡以后磨牙，又称为夜磨牙。我们这里所说的磨牙，指的就是夜磨牙；二是紧咬型，常有白天注意力集中时不自觉地将牙咬紧，但没有上下牙磨动的现象；三是混合型，兼有夜间和白天咬紧牙齿的现象。

夜深人静的时候，孩子进入了梦乡，睡得香甜，但是入睡后不久就把牙齿磨得吱吱作响，像小老鼠啃东西似的。这时孩子自己不会醒，而大人则会被吵醒。小婴儿的磨牙则需要仔细观察才能发现。如果孩子喜欢吸手指或是咬指甲，那么他／她夜间磨牙的概率就会比较大。夜间磨牙是很多孩子都会出现的问题，几乎有三分之一的孩子睡觉时会出现磨牙的现象。

三、不要忽视磨牙这个小毛病，可能需要看看口腔科医生

偶尔的磨牙不会影响孩子身体健康，尤其是儿童在 6~13 岁的换牙期时，为适应上下牙齿磨合，几乎都会有磨牙现象。但是如果长期频繁磨牙，就需要进行干预治疗。因为磨牙的直接危害是造成牙体组织的损伤，出现冷热酸甜敏感、牙髓炎症状，还可致牙周创伤，甚至引起牙周萎缩、牙齿松动甚至移位。另外，孩子可因用力过度导致咀嚼肌过分疲劳，常常在晨起时感觉颌面部肌紧张或疲乏、咬肌和颞肌疼痛、颈部疼痛。

如果孩子正在磨牙，可以轻轻抚摸孩子的下巴，使孩子暂停磨牙，但是不要叫醒孩子，那样会打断孩子的睡眠周期。需要对磨牙进行治疗的话，则需要从病因入手。

（1）牙医诊治：以牙齿咬合因素为主的磨牙，需要到医院口腔科作治疗处理。对于磨牙较严重的孩子，可以到牙医那里根据其牙齿形状做一个夜磨牙保护咬合垫，晚上睡觉时戴在牙齿上，可以限制口腔的运动，制止磨牙的动作产生，从而保护牙齿的咬合面。

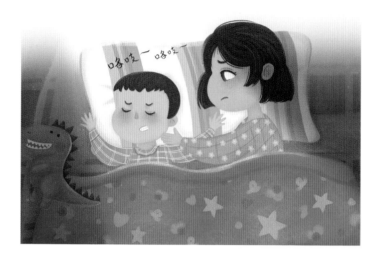

（2）心理调节：注意调节心理、减缓压力。比如可减少孩子白天的兴奋度，睡前尽量放松，避免摄入会造成兴奋的食物，改善睡眠环境。因心理因素导致的严重磨牙的孩子，则需要接受心理治疗。

（3）驱虫治疗：尽管现在蛔虫减少了，但在儿童时期依然存在因为蛔虫引发的夜磨牙的情况，这时候需要采用驱虫治疗。

（4）其他因素：针对维生素 D_3 缺乏、儿童积食、消化不良等情况可以进行针对性的药物治疗，以去除引起磨牙的可能原因。

最后，如果家长无法找出孩子的磨牙原因，可以细心留意晚间磨牙前后情况，就诊时告知医生，医生可以给予专业意见！

（马瑜聪）

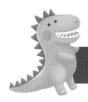

第四节　睡眠瘫痪

您的孩子是否有过自己睡醒了，但是四肢无法活动而不能起身，过几分钟后才能动弹的经历？

一、学习压力大，睡眠不足，都可能导致孩子有这种体验

不知道您的孩子有没有过这样的述说，在睡眠中感到自己已经醒来了，眼睛好像也睁开了，想翻身起床，可是身体竟然不听使唤，想呼救，但怎么也喊不出声，直到数分钟过去，身体才能恢复正常。中国民间迷信称之为"鬼压床""鬼压身"，但是千万别害怕，其实这是一种生理现象，医学上称为"睡眠瘫痪"。

现在让我来告诉您，睡眠瘫痪是如何发生的。睡眠瘫痪通常发生在刚入睡或是将醒未醒时，是发生在睡眠周期中的快速眼动睡眠（REM睡眠）的，这个时期正是我们进入熟睡开始做梦的睡眠周期。在睡眠瘫痪人群的睡眠结构中，人脑干网状结构中的上行投射系统和下行抑制系统的功能之间存在分离现象，即当运动和姿势有关的部分进入睡眠状态而意识的部分仍在继续活动，或者与运动和姿势有关部分尚未觉醒之前，促进意识的部分已经开始活动。但是，身体的肌肉除了呼吸肌和眼肌外，都处于极低肌张力的状态，

这种临时性瘫痪就会导致孩子在梦醒后仍然无法动弹，因而出现瘫痪现象。而有的孩子因为身体瘫痪不能活动，则还会加上恐惧的幻想，造成幻觉现象。

其实睡眠瘫痪症并不少见，有资料显示40%~50%人的体验过"睡眠瘫痪"，尤其是青少年及二三十岁的年轻人。通常在压力比较大、过度疲累、作息不规律、失眠、焦虑的情形下比较容易发生，有的还与遗传因素有关。但是若睡眠瘫痪发生过频，则需要注意是否是疾病的一种表现，如发作性睡病、癫痫、偏头痛、焦虑障碍等，这些就需要求助于专业的医生来进行判断。

二、半梦半醒中，好难受，想动却动不了

前面我们提到，睡眠瘫痪通常发生在人们刚入睡或是将醒未醒时，可以感觉自己刚刚醒过来，意识清楚，可以睁开双眼并看到周围事物以及听到周围的声音，但是却无法移动自己的身体，也无法发出声音，有时还会产生恐怖式幻觉及幻听，伴有耳鸣，甚至会感到呼吸困难，个别人还会感到自己灵魂出窍。所幸这种情形多半在数分钟内会自行结束，身体恢复控制。但是因为事后能完全回忆，因此有时难以区分现实状态和梦境，会疑神疑鬼，感觉有鬼怪、外星人或者某种神秘力量存在，引起极大的恐惧。

三、科学的生活习惯，帮助孩子解决这个问题

如果孩子出现过睡眠瘫痪的症状，可以告诉他／她通过以下方式快速恢复身体的控制：首先，快速转动眼球，让眼球做上下左右的圆周运动。然后，眨眼、收缩嘴周围的肌肉，移动下颚和舌头，

当肌肉张力开始出现时，移动颈部，肩、手、手指、腿，脚踝和足趾，最后，坐起来活动全身的肌肉。

　　睡眠瘫痪偶尔发生时不需要特殊的治疗，去除诱发因素，包括养成规律的作息习惯、保持积极健康生活态度，避免仰卧位的睡姿，将有利于减少睡眠瘫痪的发生。而对于频繁发作的孩子，建议求助于专业的医生进行其他相关疾病的排查后再行针对性的治疗。

（尤海龙）

★ 第五节　婴儿睡眠呼吸暂停

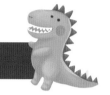

刚出生不久的孩子怎么好像有几秒钟不呼吸呢？

孩子怎么睡着后突然呼吸停止、面色青紫、手脚乱动？

救救不呼吸的孩子，我们该怎么办？

下面我们快点来了解婴儿睡眠呼吸暂停吧！

一、新生儿，尤其是早产儿，妈妈们要注意咯

在孩子刚出生不久的时候，新晋的爸妈们应该都会特别紧张，尤其是当孩子睡觉的时候，爸妈们可能会时不时地检查一下孩子的呼吸，就有可能发现孩子突然有那么几秒钟好像暂停了呼吸，虽然过一会儿就恢复正常了，但是大多数爸妈还是会紧张得不得了。那么为什么孩子睡觉过程中会出现呼吸暂停呢？需要立即上医院吗？别着急，现在就来给您们答疑解惑。

人类有 30% 的时间是用来睡眠的，而新生儿则是每天近 70% 的时间都在睡觉。刚出生不久的孩子在睡眠过程中的呼吸不像成人一样规律，比如孩子刚入睡时的呼吸会比较急促一些，慢慢地呼吸节奏会减缓，然后可能会出现短暂的几秒呼吸暂停，之后孩子很快又会恢复急促的呼吸。但是如果孩子呼吸暂停的时间已经超过了 10 秒，或者

长达 20 秒的时间都没有呼吸，那么孩子就出现了睡眠呼吸暂停。

呼吸暂停是指呼吸停止超过 20 秒，伴发绀、伴或不伴心率减慢（＜100 次／分）。如果呼吸暂停时间不超过 20 秒，但是已经出现了发绀、面色苍白、心率减慢或血氧饱和度下降，也视为有病理意义，需要及时救治。

睡眠呼吸暂停可分为中枢性睡眠呼吸暂停、阻塞性睡眠呼吸暂停和混合性睡眠呼吸暂停。不同类型的呼吸暂停的病理、生理变化及治疗方法均有所不同。在成人及 1 岁以上的儿童中，最常见的睡眠呼吸暂停类型为阻塞性睡眠呼吸暂停，可能存在上呼吸道先天或获得性狭窄，其中包括鼻腔阻塞、咽喉部发育畸形及鼻咽部软组织增生等情况。另外，胃食管反流也可能导致睡眠呼吸暂停的发生。但在 1 岁以下的婴儿期，中枢性睡眠呼吸暂停比其他类型的呼吸暂停更加常见。婴儿都有可能出现睡眠呼吸暂停，但早产儿的比率更高，考虑与早产儿的呼吸中枢发育不成熟有关。另外，在上气道阻塞时，呼吸中枢驱动可出现反射性地降低或停止，所以中枢性睡眠呼吸暂停也可能是呼吸中枢对上气道阻塞的反应所致。

另外，呼吸系统疾病（如新生儿肺炎）、全身感染（如脓毒症）、硬肿症及中枢神经系统疾病也是新生儿出现呼吸暂停的常见病因。尤其中枢神经系统疾病因呼吸中枢受损而致呼吸暂停，有的抽搐表现则为呼吸暂停。仔细观察发现还会有婴儿的口角抽动、双目凝视等症状。

二、孩子突然呼吸暂停，还有脸色青紫、苍白

发生呼吸暂停时，小婴儿常出现胸腹部呼吸运动停止、指端发绀、面色苍白或青紫、手脚乱动等表现。而大一些的孩子出现睡眠

呼吸暂停症状可能不具有特异性。观察孩子如果出现夜间打鼾、张口呼吸伴有生长发育迟缓、喂养困难、白天过度嗜睡或烦躁、易激惹等，应高度怀疑存在阻塞性睡眠呼吸暂停并进行耳鼻咽喉科相关检查，同时需特别注意患儿的生长发育情况，有无腺样体面容、颅面骨及胸廓发育畸形。症状严重者应注意血压及心肺功能变化，有助于判定疾病的严重程度和有无并发症发生。

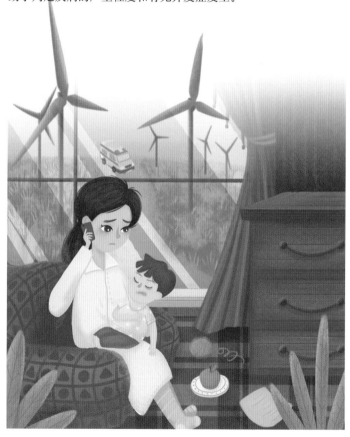

三、呼吸暂停原因很多，一定要去看专业医生

呼吸暂停是一种严重的病理现象，无论是原发性还是继发性，无论是发生于任何日龄，都应立即干预。因为呼吸暂停超过1分钟或反复发作可引起缺氧，造成脑损伤，导致脑瘫及高频性耳聋或者猝死，因此必须及时发现并迅速纠正。

若家长发现孩子出现呼吸暂停，可以将孩子头部放在中线位置，颈部姿势自然，保持呼吸道通畅，立即给予托背、弹足底等刺激，观察孩子有没有反应，是否重新呼吸，是否面色红润。如果没有，要立即拨打120急救电话并给予孩子心肺复苏，等待急救人员到来。

因为呼吸暂停常常是多种因素相互交织、相互影响的结果，因此需及时、积极处理，以降低死亡率，避免后遗症的发生。

（尤海龙）

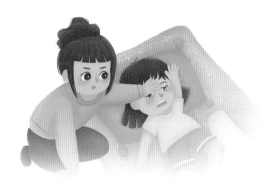

第七章

我家的"小祖宗"又尿床了

谈及"尿床",相信大家都不陌生,或多或少是您自己的亲身经历,抑或是在育儿过程中遇到过或正在经历的困境,甚至已经成为很多人的"难言之隐"。

可能您尚能回忆起寒冷冬夜被湿湿的床单惊醒的窘境,面对床垫上滩滩尿渍的无奈,频繁半夜起床的疲惫,为尿床而感到愧疚和焦虑的心理体验等,一切并不是那么美好的记忆。相信您也曾尝试过各种方法,期望能够彻底摆脱尿床的困扰,但很多时候发现也只是徒劳。

于是,下面的问题也许始终萦绕在您的心头,究竟为什么孩子老是尿床呢?尿床是不是疾病呢?尿床到底有哪些危害呢?有什么好办法可以控制尿床呢?我们会在以下的内容中给您娓娓道来,给您最准确的"尿床"小知识。

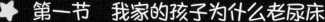

第一节　我家的孩子为什么老尿床

在门诊经常会遇到被"尿床"困扰而就诊的孩子。很多家长可能都有孩子尿床的经历，尤其是在南方的梅雨季节，家中彩旗飘飘的景象总是让家长们记忆犹新。有的家长使出浑身解数，威逼利诱，中医、西医加上民间土方一哄而上，但有时也是收效甚微，要尿床的娃还是一如既往并坚持不懈地尿着。俗称的"尿床"转换成专业的医学术语就是"遗尿症"，是一种特殊类型的尿失禁。究竟是什么原因会造成孩子遗尿呢？我们需要从科学的角度认识这个问题，以找到正确的解锁方式。

根据临床症状，遗尿症可以分为单症状性夜间遗尿和非单症状性夜间遗尿。单症状性夜间遗尿是指孩子仅有夜间遗尿，不伴有日间的下尿路症状（如尿急、尿失禁、排尿费力等）。非单症状性夜间遗尿是指患儿不仅有夜间遗尿，还伴有日间下尿路症状。单症状性夜间遗尿可以进一步分为原发性和继发性遗尿症。原发性遗尿症是指自幼遗尿，没有 6 个月以上的不尿床期，并除外器质性疾病。继发性遗尿症是指之前已经有长达 6 个月或更长的不尿床期后，又再次出现尿床的情况。单症状性夜间遗尿在孩子中是最常见的，男孩的发病率是女孩的 2 倍。本文主要对单症状性夜间遗尿的相关知识进行介绍。

遗尿症的发病机制尚未完全破解，根据现有的医学知识，其主要原因包括夜间多尿、膀胱尿道功能异常和睡眠障碍。其他促进因素包括成熟延迟、遗传学和抗利尿激素异常的分泌。家长们普遍认为造成遗尿的心理和行为异常似乎更多的是遗尿症的结果，而不是造成遗尿症的主要原因。

一、夜间遗尿是因为晚上尿量过多吗

夜间排尿量增加在孩子遗尿症的发生中起主要的作用。造成夜间尿量增加的机制可能包括睡前摄入液体量过多，对抗利尿激素的敏感性下降和夜间抗利尿激素分泌不足。从医学专业角度解释，抗利尿激素是一种由下丘脑神经细胞合成，经下丘脑－垂体束到达神经垂体后叶后释放，主要作用是提高肾脏的远曲小管和集合管对水的通透性，促进水的吸收，是尿液浓缩和稀释的关键性调节激素。通俗地解释"抗利尿激素"，顾名思义就是一种人体对抗利尿的激素，最终可以减少尿液的分泌。如果人体对这种激素的敏感性下降或者激素分泌不足，就会造成尿量的增加。如果孩子夜间的尿量超过了膀胱所能容纳的总量，同时夜间孩子无法意识到膀胱已经充满并起床小便，就可能会发生尿床的情况。可以提示存在夜间多尿或者与夜间多尿相关的临床发现包括夜间或傍晚摄入大量的液体，吸收性内裤被湿透或夜间遗尿后清晨首次尿量仍很大。

二、遗尿孩子的膀胱是不是与众不同

出生时，新生儿膀胱的容积约为 60ml。随着年龄的增长，膀胱容积以相对稳定的速率（每年 30ml）增大。您可以尝试使用公式计算 10 岁以内孩子的正常膀胱容量即膀胱容量 /ml=[孩子年龄（岁）+2] × 30ml。简单计算后，您就可以知道，孩子在 5 岁以前的膀胱容量不足 200ml，是比较有限的。夜间遗尿症孩子的膀胱容量较同年龄但无夜间遗尿症孩子的膀胱容量更小。膀胱容量小无法储存产生的所有尿液，就可能造成遗尿症的发生。可以提示存在膀胱容量减小的临床发现包括尿频及其相关的便秘或膀胱炎的表现。

除膀胱容积以外，膀胱功能异常或者发育不成熟以及中枢神经系统发育不成熟在孩子遗尿症中也发挥一定的作用。例如遗尿症患儿的膀胱收缩率较非遗尿症患儿明显增加，造成逼尿肌的过度活动；成熟延迟造成的控尿功能发育延迟；中枢神经系统对膀胱充盈程度的识别能力需要逐渐增强最终发育成熟等都与孩子遗尿的发生相关。

三、存在睡眠期无法唤醒的膀胱吗

关于异常深的睡眠是否可导致遗尿尚存在争议。很多家长认为自己存在遗尿的孩子，夜间睡眠比正常孩子更深。确实部分研究发现无遗尿症的孩子比遗尿症的孩子更容易被唤醒，也就是说遗尿的孩子在夜间更难被唤醒，觉醒阈值比较高。夜间觉醒阈值的增高与遗尿之间是存在联系的。我们把思路捋一捋，就是说遗尿症孩子睡眠期的觉醒阈值增高，其中枢对膀胱充盈信号的敏感性下降。即使夜间膀胱已经充盈但是无法将睡眠中的孩子完全唤醒以起床如厕，最终造成遗尿。

四、遗传是一个不可回避的因素

遗尿症存在明显的遗传倾向。当父母一方或双方有长期夜间遗尿的病史时，分别约有 1/2 和 3/4 的子女也会受到影响。反过来，当父母双方均无夜间遗尿史时，仅 15% 的子女会受到影响。所以，当孩子有夜间遗尿的时候，需要关注父母在幼年期是否也存在夜间的遗尿现象。

五、心理情绪因素与孩子遗尿有关吗

很多家长会认为遗尿症与孩子的心理情绪之间有很大的关联。白天的情绪激动、过于疲劳、玩得太疯、精神紧张等都会被家长认为是遗尿的主要原因。寄希望于限制孩子的日间活动和情绪，从而改善遗尿的情况，但是往往事与愿违。尽管专家们也在心理学异常和夜间遗尿症之间做了部分研究，但这种关联性尚未得到有效的证实。现在认为，心理和行为学异常是遗尿症的结果，而不是主要的原因。某些新近出现的压力因素，如搬家、新的学校、新出生的兄弟姐妹、家庭成员死亡、父母离婚等可能与遗尿的发生有关，但并不是主要原因。

六、孩子的这些情况也会造成遗尿吗

夜间遗尿症可能同时伴有其他问题包括智力障碍、自尊心差、注意缺陷多动障碍和阻塞性睡眠呼吸暂停综合征等。其中，尤其需要家长警惕的是遗尿的孩子是否同时伴有夜间打鼾的症状。在夜间打鼾的孩子中部分病例可以诊断为阻塞性睡眠呼吸暂停综合征。该疾病主要是由于上呼吸道气流受限，最终导致夜间缺氧和频繁憋醒，可以加重或诱发夜间遗尿的症状。大部分孩子在接受相应的治疗，如腺样体、扁桃体切除术后，夜间打鼾好转的同时遗尿情况也得到了很大的改善。所以，关注遗尿同时伴有鼾症的孩子并进行评估和干预是非常重要的。对于其他伴发问题的关注和干预也应该是贯穿于整个遗尿症的诊断和治疗过程中的。

孩子遗尿是上述多种原因共同作用的结果，后续的诊疗和评估主要是围绕可能的原因逐层展开。多种原因而非单一原因会造成遗尿症的治疗非常困难，需要寻找方法，把可能的原因各个击破，总治疗过程需要比较长的时间，必要的时候需要多个学科如发育行为儿科、肾脏科、泌尿外科、耳鼻咽喉科和儿童心理科等联合进行诊疗。根据疾病特点和诊疗需求，部分医院已经开展了"孩子遗尿症多学科联合门诊"的门诊模式，应对孩子遗尿症治疗过程中可能会遇到的各种困难。

（张静）

第二节 孩子晚上尿床是不是病

　　"尿床"是儿童时期的常见现象，尤其是在婴幼儿时期。有的家长不以为然，认为长大了就会好的；有的家长焦虑不堪，觉得会对孩子健康造成莫大的影响。其实两种极端的想法都是不正确的。尿床既没有大家说得那么"简单"，也并非想象中那么"糟糕"。

　　很多家长困惑的是孩子只要"尿床"，就一定存在疾病吗？究竟具备哪些特征的"尿床"提示存在疾病，是需要到医院进一步评估的呢？我们认为这些问题的答案是家长们必须要了解的。

一、孩子只要"尿床"，就一定是疾病吗

　　在我国，遗尿症的诊断标准定义为 5~6 岁孩子每月至少发生 2 次夜间睡眠中不自主漏尿症状，7 岁及以上孩子每月至少尿床 1 次，且连续 3 个月以上，没有明显精神和神经的异常。

　　判断孩子"尿床"是否属于疾病状态，需要考虑孩子的年龄、夜间睡眠中尿床的频次和持续的时间。对于符合上述标准的孩子，

家长需要引起高度的重视，需要积极并及时地进行干预。孩子单症状性夜间遗尿的发生率在不同年龄段存在差异：5 岁，15%；6 岁，13%；7 岁，10%；8~9 岁，7%；10~11 岁，5%；12~14 岁，2%~3%；≥ 15 岁，1%~2%。随着孩子年龄的增长，遗尿症的发生率是逐渐下降的。因此，对于年龄较长的孩子，可以适度放宽诊断标准，予以更积极的治疗。

根据上述的诊断标准，我们不难发现孩子尿床在某些阶段是属于正常现象的，并不代表存在疾病。随着孩子控制排尿的能力逐渐成熟，大多数孩子在 4 岁时能在醒着的时候控制排尿，但是孩子可能需要更长的时间才能实现睡眠期间的排尿控制，所以夜间控制排尿的能力是成熟更晚的，部分孩子直到 5~7 岁时才不会出现夜间尿床的情况。对于尚未达到遗尿症标准的孩子，无需任何的治疗，注意随访观察即可。然而，如果达到了诊断标准，则建议尽早咨询您的儿科医生，获取专业的意见。

二、伴有以下症状的"遗尿"，需要尽早就诊，越早越好

需要指出的是，如果您的孩子除了遗尿的表现以外，还存在以下症状中的任何 1 项，即使不符合遗尿症的诊断标准，仍然强烈建议尽早带孩子去专科医院就诊，排除存在器质性疾病的可能。对存在器质性疾病的孩子，需要积极接受医疗干预，针对病因进行治疗。这些症状包括：排尿频率持续增加（≥ 8 次 / 日）或减少（≤ 3 次 / 日）、日间出现尿失禁现象、尿急、排尿等待（难以启动排尿）、排尿费力（施加腹压以启动和维持排尿）、尿流减弱、排尿中断（排尿分段进行）、憋尿动作（用于延迟排尿的措施）、排尿不尽感、排尿后滴沥、生殖器或下尿路疼痛、伴有便秘或排便失禁。

建议家长对孩子夜间遗尿的情况持续关注，但是不必过于焦虑，大部分孩子的夜间遗尿现象会随着年龄增长自行停止，无需任何治疗。但是当达到遗尿症标准时，尤其是同时伴有上述症状之一时，需要及时带孩子到专科医院就诊，进一步完善检查。

三、孩子遗尿就诊前的准备

在就诊前，家长需要做哪些准备工作从而更好地配合医生，准确高效地完成诊疗工作呢？

在专科医院的就诊过程中，采集病史是诊断遗尿症的关键，医生会详细询问哪些内容呢？家长们需要注意这部分信息的收集和总结，便于医生能够迅速、准确地获取重点信息。通常需要重点询问的病史内容包括：①遗尿的频率及睡眠情况，如夜晚能否唤醒排尿等；②白天是否有排尿异常的情况，如尿频、尿急、尿痛、尿失禁、间断排尿和排尿姿势异常等；③每天液体的摄入量和排尿量，可以通过记录液体摄入日志和排尿日记来完成；④排便的情况，如便秘或者大便失禁；⑤遗尿症既往的治疗情况和治疗效果；⑥遗尿症的家族史；⑦行为史或行为筛查问卷，如是否存在共患疾病；⑧是否存在心理和精神异常以及运动和学习障碍；⑨是否存在一定时间的不尿床期；⑩遗尿问题对于孩子和家庭的影响程度。

排尿日记是评估儿童膀胱容量和是否存在夜间尿量增多的重要依据，也是进一步确定治疗方案的基础。因此家长学会准确进行排尿日记的记录是非常重要的。排尿日记需要做到睡前 2 小时禁水，睡前排空膀胱后进行评价，需要详细记录至少 3~4 个白天（儿童上学期间可在周末进行记录）和连续 7 个夜晚儿童饮水、遗尿和尿量等情况。家长需要确保记录数据的准确性和真实性。在就诊前完成的排尿日记，可以在就诊时提供给医生参考，有助于医生给予准确的判断和处理。家长可以使用以下排尿日记模板尝试（表7-1）进行记录，您现在就可以尝试啦！

遗尿症孩子可以进行初步的实验室检查，其中最简单易行的就是尿液的常规检查。尿液的常规检查可以初步排除糖尿病、泌尿系统感染、尿崩症和水中毒等疾病。医生会根据病史询问的结果选择进一步检查，包括泌尿系统的超声和腰骶部的磁共振等。最后，医生会根据病史，体格检查和实验室检查的结果做出判断并指导进一步的处理。

（张静）

表 7-1 排尿日记

第 1 部分 3~4 天的日间日记（儿童上学期间可于周末记录）

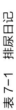

第 1 天

时间	饮水 / ml	尿量 / ml	漏尿 / ml

第 2 天

时间	饮水 / ml	尿量 / ml	漏尿 / ml

第 3 天

时间	饮水 / ml	尿量 / ml	漏尿 / ml

第 2 部分 连续 7 个夜晚的夜间日记

项目	第1天	第2天	第3天	第4天	第5天	第6天	第7天
昨晚入睡时间							
入睡前 2 小时内饮水情况							
起床时间							
夜间尿床							
夜间尿床							
夜间起床排尿（如果有，记录尿量 /ml）							
晨起尿布增重 /g							
早晨第 1 次排尿量 /ml							
今天是否排大便							

第三节　小儿遗尿危害有多大，很多家长还不知道

据统计，大约有 16% 的 5 岁孩子，10% 的 7 岁孩子和 5% 的 11~12 岁孩子被遗尿症所困扰。虽然孩子遗尿症不会对孩子造成急性的伤害，但是长期的遗尿会给患儿及家庭带来较大的疾病负担和心理压力，对孩子的生活质量和身心健康造成严重的不利影响。可以说孩子遗尿症是一种危害孩子身心健康的常见疾病。

国际儿童尿控协会指出，在孩子遗尿症中有 20%~30% 的患儿存在心理精神方面的问题，是正常孩子发病率的 2 倍。有研究表明遗尿症成为仅次于父母离婚、父母吵架之后的孩子第三大创伤事件。其中，最常见的是注意缺陷多动障碍，表现为注意力不集中、活动过度、情绪和行为冲动、认知功能缺陷，学习成绩和社会功能下降。长期遗尿的患儿还会出现羞愧、自卑、恐惧、焦虑、抑郁、社交恐怖、神经质、攻击性或有反社会行为和暴力倾向。存在遗尿症的孩子普遍出现生活质量下降，这也是家长们不愿意看到的。

部分遗尿症孩子可能同时合并泌尿系统或神经系统的疾病如尿道狭窄、尿道下裂、包皮过长、泌尿系统的先天畸形、膀胱括约肌

发育不良、隐性脊柱裂或神经性膀胱等。还有很多家长怎么也不会想到，遗尿症与孩子夜间阻塞性睡眠呼吸暂停综合征之间有非常密切的联系。通过治疗改善夜间睡眠呼吸暂停的情况以后，孩子的遗尿也可以获得明显的改善，这更支持了两者之间是有相互作用的理论。如果家长没有及时关注遗尿问题，没有及时就诊，可能会错过上述疾病治疗的关键时期，影响孩子身心健康。

其他方面，孩子遗尿症还会影响孩子的生长发育，出现身材偏矮、偏瘦和肥胖。如果遗尿症持续至青春期，还会影响孩子的第二性征的发育，出现小阴茎、小膀胱和小子宫等疾病。孩子遗尿造成就寝部位的潮湿，在夏天容易造成皮炎，在冬天会因受凉出现感冒。夜间多次遗尿，家长需要频繁更换床上用品影响孩子睡眠质量。孩子遗尿后内裤潮湿，没有及时更换会造成局部感染如外阴炎、尿路感染等，严重的情况会出现上尿路甚至全身的感染。

家长对于孩子遗尿的担心，某种程度会反过来影响家长的情绪和心理健康。同时，孩子夜间遗尿的情况可能会影响到家长的睡眠，造成家长夜间睡眠时间不足甚至是失眠，产生白天的困倦，影响日间行为和情绪表现。家长的情绪也可能影响到孩子的心理健康。所以遗尿症在影响孩子的同时对家长造成不利的影响，孩子和家长之间会出现相互干扰，最终导致恶性循环。

综上所述，家长需要正确看待孩子遗尿的问题，千万不能抱着"长大了自然会好的"的态度置之不理。当您发现您的孩子存在遗尿现象时，甚至伴有日间症状等其他问题时一定要密切观察，及时到医院就诊，寻求专科医生的帮助。

（张静）

第四节 孩子尿床怎么治，专家告诉您小妙招

　　家长们为了帮助孩子改善尿床大多尝试过多种努力，但是有时效果非常有限，让家长们非常苦恼，颇有黔驴技穷、无所适从的焦虑。到底应该怎么解决这个问题呢？现在就请专家给您支个招，让您使用科学权威的方法帮助孩子走出尿床的窘境。

一、帮助孩子改善尿床的方法

　　我能做些什么来帮助孩子改善尿床现象呢？这是家长们经常会问的问题。我们可以尝试使用以下的方法进行干预。需要提醒您的是，没有任何一种方法适合所有夜间遗尿症的孩子，但是您可以进行逐项和逐步的尝试。

　　（1）让孩子在就寝前排尿，提醒孩子在夜间想排尿的时候，需要醒来如厕。

　　（2）在家中过道和卫生间放置小夜灯，以便您的孩子能方便地找到卫生间。

　　（3）停止在家中使用尿布和如厕训练裤，尤其是在您的孩子超

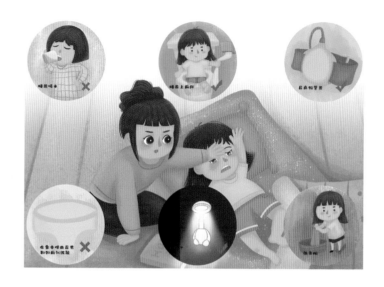

过 8 岁时。但是，在与家人或朋友外出过夜时，您的孩子可继续使用这些物品。

（4）让您的孩子在早晨帮忙一起清理打扫前夜被尿液污染的床上用品，比如可以让他 / 她帮助撤换尿湿的床单或帮忙清洗。

（5）以图表形式记录孩子的表现并展示给您的孩子，当他 / 她没有尿床时给予一定的奖励。关于奖励的具体内容，您需要和孩子在事先达成一致。

（6）将您孩子的总液体摄入量分配到全天，不要让孩子在就寝前摄入大量的液体。尝试鼓励您的孩子在下午 3:30 之前，摄入 180~240ml/ 年龄（岁）的液体（举例，6 岁的孩子摄入 6 杯水），在下午 3:30 至上床前控制摄入的液体总量为 180~240ml。

（7）注意摄入的饮料种类，避免摄入含咖啡因的饮料、碳酸饮料、果汁和巧克力饮料，这些饮料会增加夜间尿床发生的概率。

（8）如果您的孩子在夜间由于任何原因醒来，您都需要鼓励他／她起床去卫生间如厕。

（9）您可以帮助孩子进行膀胱训练，有利于加强排尿控制和增大膀胱容量。督促患儿白天尽量多饮水，并尽量延长2次排尿的间隔时间使膀胱扩张，训练患儿适当憋尿以提高膀胱控制能力。当患儿排尿时，鼓励时断时续排尿，然后再把尿排尽，以提高膀胱括约肌的控制能力。

（10）使用夜间尿床警报器。报警器配有特殊的传感器，当孩子弄湿床铺时会发出警报。警报会唤醒孩子起床并去卫生间排尿，目的主要是训练孩子应该在膀胱充盈时醒来进行排尿，治疗时间可能需要持续2~3个月。现有两种类型的警报声音，一种警报声音类似于响亮的闹钟，这种方法的长期成功率高达70%；较新式的警报器使用的是机械振动而非声音来唤醒孩子，这对于无法被声音警报唤醒的孩子或声音警报会对其他家庭成员造成影响的家庭是非常有用的。尿床警报器通常对7岁及以上的孩子效果最为理想。在尝试使用之前，您需要与医生讨论哪种警报器最适合您的孩子及具体的使用方法。

需要提醒的是，您在采取上述任何一项计划之前，一定要与您的孩子进行充分的沟通。家长和孩子需要具备克服尿床的共同意愿，而不是家长或孩子单方面的行动，否则容易造成干预措施的失败。引起孩子遗尿的原因是错综复杂的，原因众多意味着让孩子停止遗尿是一项非常艰巨的任务，有时会显得非常的艰难，需要坚持相当长的治疗时间，期间可能面临多次的失败和症状反复。您一定要有足够的耐心，必要时可以寻求医生的帮助。您需要记住的是，您孩子内心其实也并不想自己尿床的，有耐心并且鼓励您的孩子非常的重要。您绝不要因为尿床而对孩子生气、惩罚孩子或取笑孩子，其他的家庭成员也同样如此。

二、帮助孩子保持床铺清洁和干燥

如果短时间无法完全改善孩子尿床的问题，有没有办法至少可以帮助孩子保持床铺清洁和干燥呢？答案是"有的"。您可以使用防水床单来保护床垫和避免尿液的气味。当您的孩子在夜间尿床时，可以让他/她先如厕，然后换上干的睡衣裤并且把床上弄湿的部分铺上干毛巾。您也可采取分层铺设（即床单和防水垫交替）的方式来铺床。这样，当您的孩子尿床时，您只需要取下弄湿的床单而不需要重新铺床。上述措施至少可以给孩子提供一个干燥整洁的入睡环境，也减少家长夜间的工作负担。

三、需要到医院就诊的情况

如果您的孩子在上述干预过程中出现以下情况，您需要带他/她及时就诊，包括：

（1）比平时需要更频繁的排尿；

（2）比平时口渴；

（3）排尿时有灼热感；

（4）足部或踝部肿胀；

（5）持续数周或数月的不尿床期后又开始尿床。

上述这些症状可能是存在躯体问题的一个征象。医生需要对孩子进行进一步检查，包括详细的体格检查并可能安排尿液检测等其他检查项目。

四、治疗遗尿症的药物

很多家长会问，有没有能够减少遗尿的药物呢？确实是有的，医生可以使用一些药物来帮助孩子减少遗尿的情况。但是，大多数遗尿症的孩子不需要使用药物治疗，药物通常用于 6 岁及以上并且已尝试了其他多种方法，都没有获得理想治疗效果的孩子。药物治疗需要在医生专业指导下进行，家长不可以自行给予。

我们在这里对首选的治疗药物进行简单的介绍。去氨加压素（DDAVP）是国际小儿尿控协会推荐的一线治疗药物，适用于排尿日记显示夜间多尿的患儿。DDAVP 也可以在尿床警报器治疗失败或家长拒绝使用尿床警报器的情况下使用。药物的主要作用机制是增加肾脏对水的重吸收，从而减少尿量。药物还可以通过排尿中枢调节膀胱自发性收缩活动，使患儿对夜间膀胱达到完全充盈时能够觉醒。药物一般在临睡前 1~2 小时服用。常见的药物不良反应包括头痛、恶心和呕吐等。服药前 1 小时和服药后 8 小时限制大量饮水，服药后 1 小时左右提醒患儿排空膀胱。在治疗过程中，医生需要根据患儿对药物的治疗反应，调整药物剂量。

其他可以用于孩子遗尿症的治疗药物还包括 M 受体拮抗剂、β_3-肾上腺素能受体激动剂、盐酸甲氯芬酯和丙咪嗪，但是这些药物的使用必需经过医生的评估和处方。也可以尝试使用中医汤药和针灸进行治疗，经皮神经电刺激对减少遗尿的次数也可能有一定的帮助。

临床治疗效果不佳的遗尿症患儿需要及时至专科医院就诊，常见的治疗失败的原因是患儿为非单症状性夜间遗尿和治疗依从性差。其他常见的原因包括：①膀胱过度活动；②基础疾病（如糖尿病、尿崩症等）；③便秘；④睡眠呼吸障碍；⑤社交和情绪因素。您需要请专科医生进行评估。

孩子遗尿症的治疗需要医生、家长和患儿共同参与治疗方案的制定和实施，医生的鼓励、患儿的参与和家长的坚持是治疗成功的关键因素。

（张静）

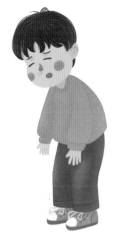

第八章

随时随地、不受控制地睡着，甚至摔倒

小莉是个乖巧的姑娘，正在上初中，学习成绩虽非顶尖，但也不差，是个快乐活泼的孩子。近半个学期，老师发现小莉上课总是打瞌睡，而且越来越明显，最近竟然发展到无时无地，不分场合倒头就睡。老师就上述情况和小莉父母进行了沟通，父母一时半会儿也找不到什么原因，就叮嘱小莉每天晚上早点睡。但情况似乎也没有改善，于是就暂时搁置了。某天，小莉和同学们兴奋聊天的时候，竟然双腿一软就倒下了。于是，老师联系了小莉的父母，一起把她送到了医院。就诊过程中，父母回忆说他们也发现小莉的学习成绩最近明显下降，白天精神不好，体型也慢慢变胖了，晚上经常会做噩梦。活泼乖巧的小莉究竟是怎么了？是变懒了吗？还是生病了呢？经过一系列的询问和检查，睡眠专科的医生最终确诊小莉是"发作性睡病"。"发作性睡病"对小莉父母而言是一个非常陌生的名词，这是一种什么样的疾病呢？是不是还有和小莉一样被这个疾病困扰的小朋友呢？我们怎样才能帮助到他／她们呢？我们会在后续的文字中为您逐一介绍。

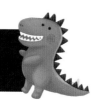

第一节 "嗜睡"也是病——带您认识发作性睡病

发作性睡病（narcolepsy）是一种古老的疾病，最早是由法国医生 Gélineau 在 1880 年提出并对症状进行了描述。发作性睡病是一种慢性的神经系统疾病，主要临床表现包括白天反复发作的无法遏制的睡眠、猝倒发作和夜间睡眠障碍。发作性睡病在总人群中的发病是相对罕见的，但却是造成青少年和成年早期出现日间无法控制的嗜睡的较常见原因。

发作性睡病最早可以在 5~6 岁起病，但是这些早发性病例的临床表现并不像成人那么典型，延迟诊断的现象在这些病例中很常见。发作性睡病通常的起病年龄是在人生的第 1 个或者第 2 个 10 年。大约 1/3 的患者症状出现在 15 岁之前，在 5 岁之前起病的患者不足 5%。随着临床医生对疾病认识的不断深入，对 10 岁前病例的识别有逐渐增加的趋势。我国的数据显示，发作性睡病起病的高峰年龄是 8~12 岁，男女均可发病，较多的报道发现男性患病的比例略高于女性。通常认为发作性睡病可能会伴随患者的一生，近年的研究发现疾病在发病数年以后，部分患者症状有缓解的趋势，但是具体机制尚不明确。

究竟有多少小朋友和小莉一样，正经受着发作性睡病的困扰呢？其实，基于全球的发作性睡病的发病率数据尚缺乏。根据欧洲 6 个国家的数据报道，5 岁以下儿童发作性睡病的发生率为每年 0.13/100 000，5~19 岁为每年 0.83/100 000。在 2009—2010 年甲型流行性感冒病毒感染流行之后，中国和欧洲的发作性睡病的发病率出现了 3~4 倍的增高，其中具体的原因尚不清楚，推测可能与病毒感染或者介导的免疫机制之间有一定的关系。

小莉父母百思不得其解的发作性睡病的原因，其实同样也困扰着临床医生们。迄今为止，发作性睡病的确切病因尚不清楚。发作性睡病的起病和发展与遗传、环境及感染因素有关。

从遗传的角度而言，发作性睡病与人类白细胞抗原（human leukocyte antigen, HLA）具有高度的相关性。大家对于 HLA 比较陌生，但是如果说到骨髓移植、器官移植可能您会觉得更熟悉一些。其实 HLA 就是位于人类第 6 号染色体的 HLA 基因复合体所编码的产物，是构成移植排斥反应的重要抗原物质，是每个人的细胞不可混淆的"特征"，在移植前需要在不同个体之间配型，就是对 HLA 的类型进行配型，所以 HLA 是代表不同个体的特有标识。发作性睡病与患者携带 HLA-DQB1*06:02 有关，也就体现了它与不同个体的基因相关，具有遗传性的特点。

研究发现，儿童上呼吸道化脓性链球菌感染与发作性睡病亦存在关联。发作性睡病还可能与甲型流感病毒感染或接种含有 AS03 佐剂的甲型流感疫苗关系密切。上述病原体感染造成发作性睡病发病的具体机制还不是非常明确，可能通过自身免疫机制损伤 Hcrt-1 神经元造成疾病的发生。该神经元特异性丧失会出现发作性睡病的临床表现。Hcrt 是 Hcrt 神经元分泌的神经递质，可以调节睡眠－觉醒循环、食物摄入、娱乐行为，因此发作性睡病会伴发其他的症状。总之，环境因素可能是发作性睡病的促发因素。

除此以外，脑部肿瘤、睡眠习惯的突然改变、家庭事件影响及心理压力等也可以影响疾病的起病和进展。有研究观察到，感染和强烈的心理应激可以促使本病的提前发病。

发作性睡病的具体发病原因并不是非常清晰，也尚未找到各种因素触发自身免疫反应造成神经元损伤的确切机制。因此，科学家们在这方面还有很多的工作需要进行，以揭开这个古老疾病的神秘面纱。

（张静）

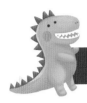

第二节 在白天游荡的睡魔

发作性睡病典型的表现是怎样的呢？症状只是出现在白天吗？接下来，我们就一起来认识一下。

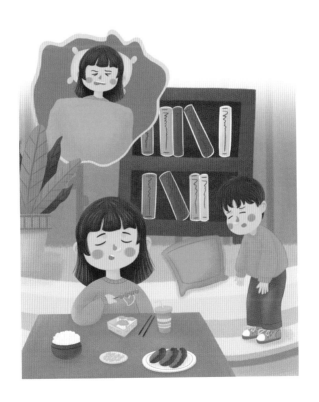

一、白天无时无刻、不分场合的困倦或嗜睡

日间发作性过度睡眠是绝大多数发作性睡病病例的典型临床症状，也是医院就诊最主要的原因。发作性睡病表现出来的日间嗜睡，可以描述为一种难以遏制的睡眠或者困倦，就像被"白天游荡的睡魔"施了魔法，令人无法抗拒。您可以想象一下，本该在夜幕降临时出现的"睡魔"，意外地在白天到处游荡寻找目标，发现目标后立即施以魔法，令其随时都可以困意绵绵，甚至睡去。小莉就像是一个被"睡魔"诅咒的孩子，出现了白天无时无刻、不分场合睡去的表现。同时，日间发作性过度睡眠在单调、无刺激的环境中更容易发生，甚至会在走路、吃饭或与人交谈时突然萌发睡意，有时甚至可能会让患者处于危险的境地。有些人会认为白天这么困，晚上多睡一点就不可以了吗？其实并不是这样的，发作性睡病的患者无论夜间睡眠时间有多长，白天都会有过度嗜睡的情况出现。就像小莉的父母，让她每天早点睡以期可以缓解白天困倦的情况，但是并没有获得日间症状的任何改善。

二、猝倒发作

除了白天无法抗拒的过度睡眠，猝倒发作也是常见的表现形式。猝倒发作的表现形式是在清醒的时候，突然双侧骨骼肌的肌张力下降而意识相对保留的状态，是发作性睡病最具有特征性的临床表现。可能您对骨骼肌肌张力下降的表现形式较难理解，我们可以举几个例子进行解释。比如眼部的肌肉肌张力下降表现为眼睑下垂、面部松弛，甚至出现视力模糊；影响颈部和上肢的时候，出现头部下垂、上肢下垂；影响到下肢的时候，会出现膝盖弯曲，身

体前倾，甚至出现跌倒的情况。猝倒会由大笑、兴奋、愤怒和悲伤等情绪变化诱发，发作时间通常短暂（＜2分钟），会迅速地恢复。偶尔可能由于情绪变化过于强烈，可以表现为猝倒持续发作，持续时间较长。小莉那次倒下就是情绪激动诱发猝倒的典型表现。

三、白天打瞌睡，晚上也睡不好

如果您认为发作性睡病的症状只是出现在白天，觉得白天都这么困了，晚上肯定更加困倦。那您就大错特错了！在发作性睡病的患者中，有50%~60%的患者会有入睡幻觉和睡瘫的症状。入睡幻觉主要发生在睡眠开始时，患者会出现生动的梦幻般的图像，偶尔也可以发生在夜间觉醒的时候。睡瘫表现为睡眠开始或睡眠觉醒后出现意识存在，但是除眼外肌和呼吸肌以外的肢体无法随意活动的情况，常常会伴有胸部压迫感和窒息感等异常恐怖的体验和鲜活甚至可怕的幻觉，民间将其称为"鬼压床"。5~6岁以下的儿童通常无法提供可靠的入睡幻觉和睡瘫的症状。儿童会感觉到类似恐惧的经历，把这些感受描述为夜惊、噩梦或者其他睡眠异常情况。除外入睡幻觉和睡瘫，发作性睡病的患者同时会存在夜间睡眠不安的情况，表现为夜间反复地觉醒。

四、其他表现

抑郁是儿童和成人发作性睡病常见的精神症状。此外，儿童还易于同时出现攻击性行为，注意力缺陷、社交和情绪问题以及在学校表现的下降。发作性睡病的儿童常伴有短时间迅速出现的超重或肥胖，甚至还伴有性早熟的问题。

（张静）

133

第三节　如何知道孩子得了发作性睡病

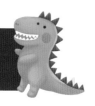

"睡魔"的降临并不是无迹可寻的，能够细心观察的家长总会发现蛛丝马迹。正如小莉在刚开始的时候，出现上课打瞌睡的表现，就是发作性睡病的早期症状。您知道医生是怎么发现和诊断发作性睡病的吗？我们想要通过以下的介绍，借给您一双专业的"火眼金睛"，帮助您尽早发现端倪。

一、临床病史的询问是诊断的关键

医师在发现和诊断发作性睡病的时候，询问病史是最关键的线索。最先需要询问的内容是患者是否存在白天难以遏制的困倦和睡眠发作，同时需要询问持续的时间。如果存在上述症状，并且持续至少 3 个月以上的病例，需要高度警惕发作性睡病的可能。其他需要询问的内容包括是否伴有猝倒、睡瘫和睡眠幻觉的表现。同时可以尝试填写适合儿童和青少年的改良的 Epworth 嗜睡量表（表 8-1）进行初筛。量表总分在 0~10 分之间提示正常；大于 10 分则提示病态嗜睡。总分越高提示嗜睡程度越严重，11~12 分提示轻度日间嗜睡，13~15 分提示中度日间嗜睡，16~24 分提示重度日间嗜睡。

表 8-1　改良的 Epworth 嗜睡量表

情况	打瞌睡的可能（0~3 分）
坐着阅读书刊	
坐着看电视或者视频	
早晨坐在学校的教室里面	
坐在行驶的轿车或者巴士中半个小时	
下午躺下休息或者午睡	
坐下与人谈话	
午餐后独自安静地坐着	
坐着进食	

注：请根据您孩子近 1 个月的情况填写以上量表。如果您孩子最近没有做过其中的某些事情，请尝试填写这些事情可能会给您的孩子带来多大的影响。请针对下列每种情况，在表格的最右侧填入最符合您孩子瞌睡程度的数字。0 分代表从不打瞌睡；1 分代表打瞌睡的可能性小；2 分代表打瞌睡的可能性中等；3 分代表非常可能打瞌睡。

二、多导睡眠监测

医师通过询问病史发现有日间不可遏制的困倦或嗜睡表现并持续较长时间的患者，会建议完善多导睡眠监测。多导睡眠监测是一项无痛苦、无创伤的检查，就是使用睡眠监测的设备，通过夜间连续呼吸、血氧饱和度、脑电图、心电图、心率等生理指标的监测，以了解夜间睡眠及相关事件的情况。监测目的是为了排除由于睡眠不足和其他睡眠障碍包括睡眠呼吸障碍或周期性肢体运动障碍等导致的白天嗜睡。在进行多导睡眠监测之前，建议患者家长记录2周的睡眠日记或者佩戴手环对睡眠觉醒模式、睡眠持续时间、就寝时间和起床时间进行记录。主要目的是了解患者的睡眠时间是否足够，帮助排除昼夜节律睡眠障碍造成的日间嗜睡。如果睡眠日记和手环显示患者一直保持规律的睡眠觉醒周期，并能够保证足够的夜间睡眠，对于存在日间症状的患者就强烈建议完善多导睡眠监测。

三、多次睡眠潜伏期试验

通过睡眠监测确认获得了充足的夜间睡眠，并且排除其他睡眠障碍后，需要考虑进行多次睡眠潜伏期试验。多次睡眠潜伏期试验主要用于评价患者日间的嗜睡程度。试验在日间完成，共包含4~5次小睡，每隔2小时在一个安静利于睡眠的黑暗环境下小睡20分钟，使用睡眠监测的设备将每次小睡的睡眠图谱记录下来。主要观察每次小睡的过程中，从躺下至入睡的时间即睡眠潜伏期以及是否在15分钟内出现REM期睡眠的现象即睡眠始发REM现象。如果平均睡眠潜伏期≤8分钟，且出现≥2次睡眠始发REM现象需要考虑发作性睡病的诊断。

综上所述，家长发现您的孩子存在日间过度嗜睡的情况就需要引起高度重视，可以尝试使用量表进行初步评估，同时仔细观察是否伴发其他的症状及夜间睡眠的情况。如果持续3个月以上仍未改善，需要及时就诊，请专科医师进行临床评估，必要时需要完善睡眠监测和多次睡眠潜伏期试验。最终根据临床症状和监测结果等进行综合分析得出结论。

（张静）

第四节 拯救"嗜睡"的人生

发作性睡病是一种终生的疾病。目前的治疗主要侧重症状的管理，尚无治愈的方法。除了非药物治疗以外，几乎所有的儿童都需要同时使用控制无法遏制的嗜睡和／或猝倒的药物。

一、行为和生活方式的干预

所有发作性睡病的患者和家庭都需要接受行为和生活方式的健康教育，以减少其对疾病的影响。患者需要保持规律的睡眠－觉醒作息和保证夜间充足的睡眠时间。虽然这是对所有儿童的要求，但是对于发作性睡病的患者显得尤为重要。在白天有计划地进行小睡，可以部分缓解困倦，帮助提高警觉性。小睡可以根据儿童的年龄，安排在上学期间或者放学回家后进行，时长在25~30分钟。白天规律的体育锻炼对于提高警觉性也有一定的帮助。家长们需要对可能伴发的精神情绪问题如焦虑和抑郁等保持警惕，大约有1/3的患者可能出现上述问题。鼓励患者从疾病诊断开始就接受持续的心理咨询，有时患者的家庭也需要同时接受心理干预。

患者家长需要和学校进行充分的沟通，家校共同协作以保证患者日间的小睡，同时学校可以适当调整安排，以帮助提高患者的警觉性如让患者坐在教室第一排或者在较长时间的测试或考试中间给予休息时间。

注意安全问题对发作性睡病的患者也是非常重要的。患者需要远离高的、陡峭的地方或者是运行着的机械设备。游泳会诱发部分患者出现猝倒发作危及生命，这些患者应该尽量避免游泳或者需要陪护人员密切关注。患者在过马路的时候也需要非常的小心，由于患者不可遏制的嗜睡会增加交通事故发生的概率。对于发作性睡病的患者，含酒精的饮料会影响睡眠质量，因此是需要严格禁止的。

二、药物治疗

在发作性睡病的治疗中，非药物治疗只能部分改善症状，几乎所有的儿童都可能需要同时接受药物治疗。治疗的药物主要是针对最困扰患者的症状进行选择的，同时需要兼顾药物的副作用和使用风险。通常而言，我们建议尽可能使用单药治疗，但有时可能是不够的。目前对于儿童发作性睡病的药物治疗并没有基于临床证据的相关指南，主要根据临床经验、病例报道及成人用药等方面的经验总结进行推荐。因此，在发作性睡病的药物治疗方面必须要听取专科医师的建议，密切随访，根据症状进行调整。

（张静）

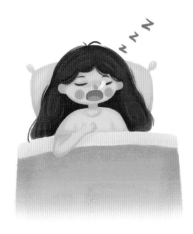

第九章

孩子打鼾需要看医生吗

您的孩子是否有睡觉打呼噜，或者总是张着嘴呼吸的情况？

您的孩子是否有夜间睡觉反复憋醒，早上起来后大脑昏沉，白天烦躁、嗜睡，上课注意力不集中，学习成绩下降的情况？

您的孩子是否有夜间尿床、睡觉时经常翻身的情况？

生活中也经常会遇到这样的聊天内容："我家孩子今年不到4岁，睡觉时打呼噜，好家伙，那叫一个睡得香啊，别说打雷了，估计地震都醒不了，哈哈……""哎呀，我家宝宝也一样！才1岁多，睡觉都会打呼噜，真是闺女随了爹，和她爸爸睡觉一样，哈哈哈哈……""我的孩子为什么越长越丑？嘴唇上翘、上牙前突、牙齿排列不整齐，脸型也变长了，难道就是因为睡觉时打呼噜张着嘴吗？"

如果您的孩子也存在上述问题，您还认为孩子睡觉打呼噜就是睡得香么？

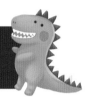

⭐ 第一节　孩子打鼾的"罪魁祸首"居然是它

在我们的日常生活中，不少家长看到孩子夜间打呼噜，就认为是孩子睡得香，其实这种观点是错误的。孩子打呼噜很可能是因为呼吸道受到阻塞，家长要充分认识到儿童打鼾是不正常的，要及时带孩子到正规医院就诊，早诊断、早治疗，以免影响到孩子的生长发育。

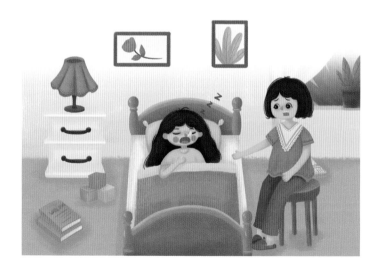

儿童鼾症是指因部分或完全性上气道阻塞而导致睡眠中低氧血症、高碳酸血症，而出现生长发育障碍、心肺功能异常、神经损害、行为异常等临床表现的综合征，在医学上称为阻塞性睡眠呼吸暂停低通气综合征（obstructive sleep apneahypopnea syndrome, OSAHS）。

到底什么原因会引起孩子打鼾呢？现在医学上比较公认的有以下几个方面的原因：

一、上气道的解剖结构异常导致气道不同程度的狭窄

（一）鼻腔及鼻咽部狭窄

包括慢性鼻炎（感染性、过敏性）、鼻中隔偏曲、鼻甲肥大、鼻息肉、后鼻孔闭锁及鼻腔肿物、腺样体肥大等。其中腺样体肥大是最常见的阻塞原因。

什么是腺样体？为什么会影响孩子睡眠呢，这也是家长经常咨询的一个问题。腺样体也叫咽扁桃体或增殖体，位于鼻咽顶部与后壁交界处（图9-1），属于淋巴组织，表面呈桔瓣样。腺样体和扁桃体一样，出生后随着年龄的增长而逐渐长大，2~6岁时为增殖旺盛的时期，10岁以后逐渐萎缩。腺样体肥大是腺样体因炎症或过敏等因素反复刺激而发生病理性增生，从而引起鼻堵、张口呼吸的症状，尤其是在夜

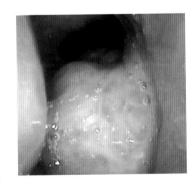

图 9-1　腺样体

间加重，出现睡眠打鼾，仰卧时更明显，严重者可出现睡眠时呼吸暂停、憋气等。

（二）口咽部狭窄

常见的如扁桃体肥大，舌根肥厚，舌根后缩等均可引起该部位的狭窄。其中扁桃体肥大是常见的阻塞原因（图9-2）。

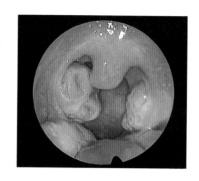

图 9-2　扁桃体肥大

（三）喉部狭窄

如舌根囊肿、喉软化、声门下狭窄、先天喉蹼等，但较为少见。

二、上气道神经肌肉调控异常或塌陷

多种影响上气道神经肌肉调控或引起上气道塌陷的神经系统疾病、骨骼或牙颌疾病等也是 OSAHS 的危险因素，婴儿期出现的 OSAHS 可能有潜在的解剖学或遗传学异常。例如：脑性瘫痪、唐氏综合征、颅面畸形（如下颌后缩、小颌畸形及面中部发育不全）、低出生体重儿、肌营养不良或其他神经肌肉疾病、软骨发育不全、黏多糖病、Prader-Willi 综合征、牙颌畸形（如腭盖高拱、小下颌）等。

三、其他因素

如肥胖、应用镇静药物治疗等，此外，遗传因素可使儿童 OSAHS 的发生概率增加。

（张丰珍　赵靖）

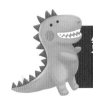

第二节　孩子打鼾有这些影响，您知道吗

除了睡觉打呼噜，儿童鼾症还有哪些其他表现呢？对我们身体又有哪些方面的危害呢？

细心的家长可以看到，除了打鼾的症状，有些孩子还会出现张口呼吸、憋气、睡眠中反复惊醒、睡眠不安、肢体频繁翻动等。有的孩子还有可能出现尿床、夜间多汗、睡姿异常、反复呼吸道感染等表现。

正常情况下，孩子睡眠时大脑会分泌生长激素来促进生长，但是，打呼噜也就是上气道阻塞会扰乱睡眠过程中的正常通气和睡眠结构，导致低氧血症，影响生长激素的分泌，以致影响孩子生长发育。

严重的夜间打鼾、憋气，如果长期得不到正确治疗，甚至会引起高血压、心脏扩大及肺心病等严重并发症的发生。

另外，还需要家长重视，长期张口呼吸会引起下颌后缩、上下牙齿咬合不正常，久而久之，形成"腺样体面容"。表现为牙弓狭窄、腭弓高拱、上牙前突、牙齿排列不整齐、下颌后缩、面部拉长等，导致孩子越长越丑，影响了孩子的颜值。儿童张口呼吸病史时间越长、发病年龄越小，对面容的影响就越大。

孩子打呼噜会让睡眠质量大打折扣，即使有的孩子睡的时间长，白天也可能会出现注意力不集中、容易激动、爱发脾气、好动等神经行为改变和认知功能障碍等。夜间严重的打鼾时间长了，您可能会发现孩子变"笨"了。因为腺样体肥大导致呼吸不畅，夜间大脑反复缺氧，孩子表现为白天昏昏沉沉、上课走神，记忆力减弱、学习成绩下降。

（张丰珍　赵靖）

第三节 孩子打鼾危害大，早期治疗是关键

如果孩子出现了打鼾的症状，家长应该带孩子到医院耳鼻喉科就诊，医生会给孩子查体，做相关检查。电子（纤维）鼻咽镜是目前常用的检查上气道狭窄平面的方法。还可以拍鼻咽侧位片以了解腺样体阻塞气道的情况。

多导睡眠监测（PSG）被认为是诊断 OSAHS 的"金标准"，也可以判断病情的轻重，指导进一步的治疗方案。

如果确诊了儿童 OSAHS，该怎么治疗呢？儿童的病因与成人不同，因此治疗方法也差异很大，必须结合患儿的具体情况做出合理的治疗方案。有些患儿症状较轻，病史较短，可以首先尝试药物保守治疗，能起到一定的治疗效果。

如果经检查发现打鼾的主要原因是腺样体扁桃体肥大，而且孩子的打鼾症状反复发作、打鼾病史较长、经保守治疗不好转，应进行腺样体扁桃体切除手术，这是儿童 OSAHS 首选的治疗方法，有效率达 90% 以上。目前更加引起关注的是如何减少伤口出血和减轻疼痛。除了传统的扁桃体剥离术外，低温等离子技术的应用更加常见。

对于有外科手术禁忌证、腺样体扁桃体不大、腺样体扁桃体切除后仍然存在 OSAHS 以及选择非手术治疗的儿童，可以使用家庭无创呼吸机治疗，也就是持续气道正压通气治疗（continuous positive airway pressure, CPAP）。CPAP 的压力测定必须经专业医师的指导在睡眠中心完成，并且压力及面罩需要定期调整。

另外，打鼾是多因素造成的，所以应该综合治疗，如治疗鼻炎、肥胖儿童控制体重、睡眠时体位调整等，口腔矫治器使用也能起到一定的治疗效果。

（张丰珍　赵靖）

第四节　关于儿童腺样体扁桃体手术，家长需要知道的事

对于儿童腺样体扁桃体切除术，家长可能会有很多的顾虑和问题，如我们几岁做合适？全麻手术会不会导致孩子变傻？术后会不会影响孩子的免疫功能？术后孩子能正常进食吗？下面我们一一进行解答。

一、几岁做手术比较合适

经常会有家长问到，我的孩子现在才 3 岁，做手术年龄会不会太小了，腺样体不是可以萎缩吗，那我们等到腺样体萎缩不就行了吗？其实这个观点是错误的，虽然腺样体可以萎缩，但是长期夜间缺氧对孩子造成的影响是很严重的，如引起生长发育迟缓、认知功能下降、心肺功能损害等，而且长时间张口呼吸引起的牙齿不齐、面容改变等是不可逆的。等到腺样体萎缩时，孩子面容的改变已经形成，也就是长丑了。经常有 10 岁左右的孩子到耳鼻喉科就诊，此时因为孩子出现了牙齿畸形、嘴唇上翘等面容的改变，才引起家长的重视，这时候再检查腺样体已经萎缩了，但是长期张口呼吸已

经造成了面部和牙齿的改变，孩子遗憾地错过了最佳治疗时机。

目前考虑到 3 岁以下是手术高危因素，但并不意味着 3 岁以下不能手术。符合 OSAHS 的诊断，药物治疗效果不好，反复上呼吸道感染，确实有腺样体肥大、扁桃体肥大，可以考虑手术治疗，手术年龄不是问题。有 1 岁以内的婴儿打鼾，经检查诊断为腺样体肥大，经保守治疗打鼾不缓解，腺样体切除术是行之有效的方法。

二、全麻手术会影响孩子的智商吗

您可能会疑惑 20 年前的扁桃体和腺样体手术都在局部麻醉下完成，那现在为什么一定要全身麻醉呢？许多家长都担心全身麻醉会对孩子的大脑产生负面影响，影响孩子的智力、记忆力等。其实，这种担心大可不必。虽然任何医疗操作都有风险性，但是全身麻醉的风险很低。全麻对大脑产生的麻醉影响也是短时间的，当麻醉结束药物迅速排出体外后，大脑的功能就会完全恢复正常。也有大量的临床研究证实，在婴幼儿中单次、短时间暴露于全身麻醉和神经药物对于婴幼儿的行为和学习不会有负面影响。其实，真正影响大脑功能的并不取决于麻醉，而直接取决于是否发生了脑缺氧。因为大脑对缺氧是非常敏感的。不过，家长们不用担心，在整个全麻过程中，您的孩子会得到充足的氧气供应，有全程的血氧饱和度的监测，同时还有现代化高科技的生命监测仪的看护，医生能随时了解到孩子体内氧气含量和其他生命指标的变化。全麻可以消除患儿手术时的疼痛和紧张心理，也有利于医生从容进行操作，让手术过程更安全。

三、手术会不会影响孩子的免疫功能

腺样体、扁桃体是构成咽淋巴环的主要淋巴器官之一，具有细胞免疫和体液免疫的功能。特别是扁桃体在儿童期尤其是 4 岁以下幼儿是重要的免疫器官，幼儿需要体液免疫活性淋巴样组织来维持正常的免疫状态，扁桃体参与正常的免疫过程，因此，腺样体、扁桃体对儿童具有保护作用。而随着孩子年龄的增长，免疫功能日趋完善，对感染的抵抗力也会增加。在较大的儿童及成年人身上，扁桃体的免疫功能逐渐被其他免疫器官所替代，在扁桃体切除后，其他淋巴器官会迅速地代偿增生，弥补失去的这两个器官的作用，人体是有适应力的，所以扁桃体切除术不影响孩子的免疫功能，不会降低孩子的免疫力。

四、扁桃体术后我们应该注意什么

术后出血

一般多发生于手术当天和手术后的 6~10 天，在手术后的 24 小时内，由于伤口尚未完全长好，有少量的血液混在口水中吐出，这是正常的现象。术后一周左右如果发现口中不时有血块吐出，说明伤口有出血，最简单的办法是冷敷法：用冰块、冰袋或浸有冰水、冷水的毛巾，贴敷在颈部两侧。如果口中吐出鲜红的血，而且量比较多，应尽快到医院，让医生检查，及时止血。

缓解疼痛

扁桃体手术后的一段时间内，会有不同程度的疼痛。可以适当地含用冷饮料，也可以采用冷敷法，还可以口服解热镇痛药以缓解疼痛。

关注体温

手术后，由于手术时的组织损伤和伤口处渗出物的吸收，可能会出现不同程度的发热现象，正常的情况是体温不会超过38℃，如果体温超过38.5℃，可以采取适当的降温措施。

漱口

手术后由于伤口处的一些渗出物、口腔的残留食物，口中可能有腥臭味呼出，在手术后用一些含漱液漱口，对伤口的清洁、消炎都有一定帮助。

合理膳食

扁桃体手术后的伤口在口腔，由于疼痛，孩子常常不肯吃或者不吃食物，这对伤口的恢复是不利的。一般来说，在手术后的六小时内，可以吃一些温凉流食，如牛奶、豆浆、营养汤、藕粉、雪糕等。术后2周之内进软食，可以吃半流食，如稀饭、面条、鸡蛋羹、软的米饭等，但切忌吃有刺的鱼、有骨头的肉类食品，以免在咀嚼吞咽过程中划伤扁桃体伤口，引起出血。

总之，儿童打鼾一定要引起家长重视，建议有症状的孩子到正规的医院就诊及评估，尽早祛除致病因素，必要时进行手术治疗，改善睡眠呼吸质量，做到早诊断、早治疗，以免对孩子的生长发育造成影响。

（张丰珍　赵靖）

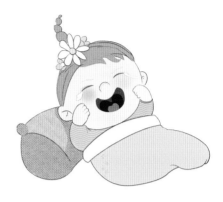

第十章

睡眠和婴儿猝死综合征

您是否会担心仰卧位睡姿会让孩子入睡困难或呕吐，所以让孩子采取俯卧位姿势入睡呢？

您是否因担心孩子独自一人睡觉会害怕，把孩子抱在床上和自己一同入睡呢？

您是否喜欢给孩子睡很柔软的床垫，或是在孩子周围放置很多绒毛玩具、枕头、羽绒被等柔软物品呢？

孩子妈妈怀孕时是否经常吸烟，或者孩子出生后会时常吸入二手烟吗？

如果上述情况您的回答都是"是"，那您就要警惕孩子可能存在婴儿猝死综合征的风险。

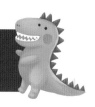

✦ 第一节　婴儿猝死综合征是怎么回事

"宝宝才4个月大，以前一直都很健康，没有什么病，昨天晚上还好好的，今天我一觉醒来，宝宝就没呼吸了，我真的不知道发生了什么……"孩子妈妈泣不成声地对医生说。孩子突然去世是为什么？是谁的错呢？

医学上把看似健康的婴儿在睡眠中（包括夜间、早晨或午睡）突然意外死亡的现象称为婴儿猝死综合征（SIDS）或者"婴儿猝死"，也被称为"摇篮死亡"，在世界各地均有发病，绝大多数发生在1岁以内的婴儿身上。婴儿在2~4个月时发生SIDS的危险性最高，大多数SIDS死亡发生在6个月之前。男性婴儿比女性婴儿发生SIDS的危险性高。

SIDS婴儿常在安静状态下死亡，一半以上发生于午夜至清晨六点之间。几乎所有婴儿猝死综合征的死亡都发生在睡眠中。大多数婴儿在家中发病，在死前没有任何预兆。极少数婴儿死亡时紧握双拳或手抓着衣被角，提示死前可能有挣扎现象。少数婴儿经及时发现和抢救得以复苏，但部分可再次发病而死亡。

（许志飞）

第二节　婴儿猝死综合征的 原因有哪些

　　为什么孩子只是睡了一觉，就在睡眠中离开了我们呢？婴儿猝死通常没有任何征兆就突然发生，给家庭带来巨大的痛苦和打击。接下来，我们来了解下导致婴儿猝死综合征发生的危险因素有哪些。

一、母亲怀孕期间要注意的问题

　　有报道显示，孩子母亲在怀孕期间如果进行孕期保健的时间比较晚，进行保健次数比较少，可能会影响孩子在宫内的发育；此外，婴儿出生时体重较低、早产、在母亲子宫内发育迟滞和母亲两次怀孕间隔时间过短，这些因素都可能导致婴儿发生 SIDS 的风险增高。所以，有上述情况的孩子应该特别警惕 SIDS 的发生。

二、吸烟和使用违禁药物对孩子有害

　　母亲孕期吸烟和婴儿发生 SIDS 有重要的关系。母亲怀孕时经常吸烟、滥用违禁药物（尤其是鸦片）或者经常习惯性流产；在婴儿出生后，家长在家吸烟导致婴儿被动吸二手烟时，这些都和婴儿发生 SIDS 有关。所以，婴儿的家长，特别是母亲，在孕期和产后应避免吸烟，也不应该在婴儿周围环境吸烟，同时也千万不要服用违禁药物。

三、孩子的睡眠姿势需要注意

俯卧位睡姿是导致婴儿 SIDS 危险性增加的重要因素。所以，如果没有特殊情况，婴儿都应仰卧位睡眠。很多家长和医护人员最初曾担心仰卧位睡眠会增加入睡困难、呕吐或误吸的危险性，但事实上，反流和呛咳实际上最容易发生在俯卧位睡眠的婴儿。而仰卧位睡眠比其他睡眠姿势更不容易发生青紫和呼吸暂停。

四、孩子的睡眠环境有讲究

过软的床垫、枕头、毛绒填充物品会导致婴儿头部被覆盖，都可能使 SIDS 的发生风险增加。所以婴儿床上不要使用羽绒被等物品，以防止松软的被子覆盖婴儿头面部，阻塞呼吸，也不要把柔软的包被衬垫在婴儿身体下面。另外，不应在婴儿床上和婴儿身边堆满毛绒玩具、枕头或毯子，以免造成窒息。

此外，睡眠时室温过高、孩子体温过高、出汗、穿着过多或盖得过多也都可能增加发生 SIDS 的危险性。

五、爸爸妈妈和孩子在一张床上睡有危险

在有些家庭，为了照顾孩子方便或者显得亲昵，家长常常和孩

子同睡在一张床上，这是很危险的做法，特别是如果婴儿和其他孩子睡在一起，或者是和家长睡在沙发或其他柔软的东西上，就更危险了。首先，家长和孩子距离太近，大人的热量可能会传递给孩子，导致孩子过热；其次，家长翻身时容易无意间压到孩子，或者，如果家长和孩子共用被子，还可能出现家长把被子拉得过高，掩住孩子口鼻的情况，上面两种情况都可能导致孩子窒息。所以说，最安全的位置应该是把婴儿放在单独的一张小床上，把床放在家长的房间里。

（许志飞）

第三节 怎样避免婴儿猝死综合征的发生

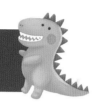

看到这里，家长们可能有点慌，其实，不用过于恐慌，家长可以通过以下方式，来针对性地预防危险的发生。

仰卧位入睡

小婴儿应仰卧位睡眠。仰卧位睡眠对健康没有不良影响。

独自入睡

婴儿应单独睡在自己的小床上，最好和家长睡在同一个房间。把婴儿的小床放在母亲床边便于哺乳和母婴的接触。千万不要把婴儿和其他孩子放在同一张床、沙发或椅子上。不要在家长非常疲劳或使用镇静、催眠药后把婴儿放到家长床上。

不用过于柔软的床上用品

婴儿应睡在较硬的床垫上。不要用水床、太柔软的床垫或其他床上用品。

孩子入睡时，周围不放枕头、毛绒玩具

婴儿睡眠的环境周围，包括孩子身上、身下以及附近，要避免放置柔软的东西，如枕头、毛绒玩具等。过于松软的床铺可能对婴儿造成危险，如果使用毯子，应把毯子边缘塞在床垫底下。可以使

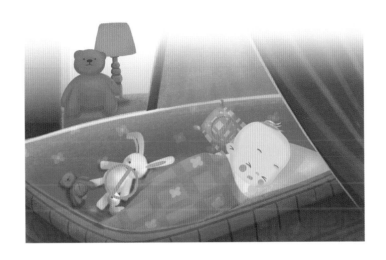

用睡袋替代毯子，婴儿睡袋既能让孩子保暖，同时消除了被子蒙住孩子头部的可能性。

睡眠环境温度适宜

避免环境温度过热，也不要过度束缚婴儿。婴儿睡眠时要穿着简单的衣服，环境温度应适宜。

适时变换睡姿

在清醒和有人照看的情况下，有些时候可以把婴儿放在俯卧位的姿势。变换婴儿头部位置或变换婴儿在床上睡眠时躺着的方向可以减少把头睡扁的危险性。

孕期要做好保健

为了保证孩子的健康，降低早产儿和低体重儿（这些会增加婴儿猝死的发生率）的风险，孩子母亲需要注意孕期保健和营养。在整个怀孕期间，千万不要抽烟或服用不合规定的药物。

母乳喂养

目前认为母乳喂养可以降低婴儿发生 SIDS 的风险，因此，在孩子出生后，应鼓励母乳喂养，需要注意的是，喂哺后最好把孩子放回婴儿床上，不要图省事把孩子放在母亲身边。

别让孩子吸二手烟

家长要避免在婴儿周围吸烟，防止婴儿被动吸入二手烟。

监护设备不能预防 SIDS 发生

对一些状况不稳定的婴儿，家庭监护设备也许有一定帮助，但监护设备不能减少 SIDS 的发生率，所以说，并不推荐将监护设备用在预防婴儿猝死上。

安抚奶嘴的作用存在争议

有证据显示安抚奶嘴可以降低 SIDS 的风险，其中的道理可能是，使用奶嘴后，孩子在睡觉的过程中，会不断地蠕动自己的嘴部，这样可以降低猝死的概率。但是有些专家表示，还不能确定安抚奶嘴的保护作用，特别是当婴儿入睡后，安抚奶嘴可能很快掉落。

襁褓的作用观点不一

有研究认为，给婴儿包襁褓（指用毯子或布把婴儿紧紧地包裹起来）可能有助于避免发生婴儿猝死，这是因为襁褓能帮助婴儿更舒服地仰躺着睡觉。而且，如果婴儿睡觉时受惊，他/她身体的动作反应可能把自己弄醒，襁褓能限制这种动作反应，让他/她觉得安全。但是，也有报道显示，襁褓可能导致婴儿过热，或者孩子被束缚后，在发生危险时不能动弹，反而增加了孩子发生 SIDS 的风险。所以，如果家长用襁褓裹住婴儿，要使用薄一点的毯子，而且房间里温度不要太高，婴儿在襁褓里时也千万不能让他/她趴着睡。

（许志飞）

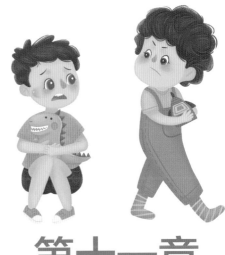

第十一章

其他疾病引起的睡眠问题

儿童的睡眠有很多影响因素及危害，除了前面提到的常见的影响因素，
家长们还要关注一些少见的情况下或疾病对儿童睡眠的影响。
那么，都有哪些呢？让我们一起看一看吧！

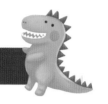

✦ 第一节　疫情

2019 年年底突如其来的新冠肺炎疫情对您的睡眠有影响吗？

居家隔离期间您的孩子睡得好吗？您知道为什么吗？

面对这样的问题您知道怎么办吗？

一、疫情在家宅着，这些问题家长们要注意啦

由于突如其来的新冠肺炎疫情，孩子们有了一个难得的超长假期。为了跟上教学进度，网课成了新宠，随着疫情被逐渐控制，却突然发现孩子怎么上网课完全提不起劲呢，上课打瞌睡、晚上睡不着、早上起不来，有的孩子干脆日夜颠倒了！小胖子增多了，孩子视力下降了、记忆力下降了。这些现象要引起家长注意了，有部分原因是由于睡眠问题引起的。

由于疫情造成这种现象的原因有以下几点：

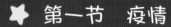 长期居家不出门，减少了日照时间和运动时间

家长们都知道日照可以帮助孩子们补充维生素 D，但减少日照时间怎么会影响睡眠呢？这是因为充足的日照可以有效刺激日间的兴奋激素分泌，激活身体各项机能，让身体遵循大自然的规律运

转，日出而作、日落而息，孩子入睡时，随着光照减弱，逐渐困倦，有利于入睡。

另外，日间多运动，可以消耗孩子的精力，使孩子在入睡时身体觉得疲惫，帮助更好地入睡。因此，随着疫情逐渐被控制，家长们可以让孩子戴上口罩，选择户外人少的时间段，在空旷的地方晒晒太阳，做做运动。

⭐ 作息不规律，影响生物钟

大人们一般比孩子睡得迟，因为孩子们不用去学校，家长们有时会纵容孩子每天迟睡一点点，3 个多月下来，好多孩子熬成了夜猫子。也正是日积月累的作息不规律，导致孩子生物钟紊乱，孩子的失眠问题浮出水面。家长可以结合孩子和自己的作息安排，制定

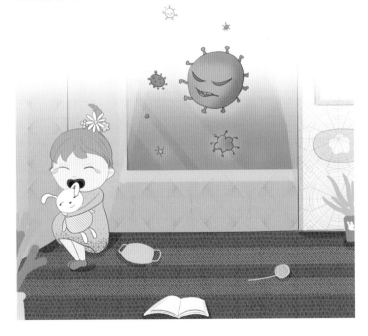

属于自己家特色的、灵活可实施的作息表，让孩子的生物钟回归正常，让孩子重获优质睡眠！

✦ 心理因素

由于社会及家庭的影响，对疾病的恐惧，焦虑会对儿童的心理产生压力。有些家长抱怨孩子近期脾气很差。是的，疫情时间持续久了，孩子们的社交需求、娱乐需求等得不到满足，在家中长时间受到家长的"监视"，受到更多的限制，孩子会出现烦躁情绪，又无处宣泄，从而影响睡眠。殊不知，睡眠不好，同样会造成情绪问题。

当孩子老爱发脾气时，家长该多一个心眼，是不是孩子近期睡眠不足，或者是睡眠质量变差了导致的。家长可以跟孩子沟通，找出发脾气的原因，家长需要给孩子更多的自主空间，让孩子和好友视频聊天交流，跟孩子一起制定科学的睡眠计划。

✦ 疾病的影响

随着时间的推移，各种病毒不再嚣张跋扈，战"疫"胜利在望，兴奋的孩子们在夜里睡觉时吹起了胜利的号角，"呼～呼～呼～"打了一夜的呼噜，早上孩子们揉着黑眼圈起床，精神恍惚！

春暖花开，空气中弥漫着花粉，有些过敏体质的孩子开始犯鼻炎了！孩子的呼噜声一般由于腺样体和扁桃体肥大，导致呼吸不畅所致，春天鼻炎犯了更加重气道阻塞。

经过一夜的脑缺氧，孩子怎么能有良好的精神状态呢？腺样体肥大压迫周围血管，导致眼周血液循环不畅而出现黑眼圈。

打呼噜时张口呼吸，会导致腺样体面容、生长发育落后。更可怕的是，睡眠质量低下，会明显影响孩子的免疫力！在疫情期间，良好的免疫力是非常关键的。

二、疫情期间孩子们睡眠改变的危害

在疫情期间有许多孩子夜间睡得很晚，早上起得也晚，即使睡很多仍没有精神，白天上课打瞌睡，无精打采，上课效果不好，老师讲课的内容记不住，记忆力下降了，网课效果不好。在居家隔离期间体重增长迅速，身高增长缓慢，脾气不好，视力下降，这些都与睡眠不足有关。

身高会较同龄孩子矮

孩子长期睡眠不足，会导致身高低于同龄儿童的身高，因为睡眠不足会影响儿童体内生长激素的分泌，而生长激素的高低对孩子的身高起着决定性的作用，所以在儿童时期要保证充足的睡眠，每天晚上要保证睡 8~10 小时，尽量做到早睡早起。

记忆力、反应力下降

如果孩子长期睡眠不足，还会影响脑细胞的发育，因为睡眠不足，脑细胞得不到充分的休息，造成孩子记忆力下降，对问题的反应能力降低，并且睡眠不足还会造成孩子精神不振。睡眠不足对孩子的智力发育影响很大，我们在日常生活中要保证孩子有充足的睡眠时间。

对疾病的抵抗力下降

长期睡眠不足的孩子对疾病的抵抗力降低，身体容易感染很多的疾病，因为睡眠不足，导致身体的各个器官组织细胞得不到充分的休息，再加上平时不注意补充营养，很容易造成身体对疾病的抵抗能力下降。要保证身体健康，就要保证睡眠时间。

烦躁易怒

长期熬夜的孩子还会出现容易发脾气的现象，并且容易焦虑烦躁，因为睡眠不足会影响人体的内分泌功能，而体内激素的变化会影响孩子的情绪，所以睡眠不足的孩子容易发脾气。如果我们的孩子经常熬夜，出现烦躁易怒的现象，我们要改变孩子的坏脾气，首先要保证孩子有充足的睡眠。

✦ 肥胖

长期熬夜的孩子还会出现肥胖的现象，因为长期的睡眠不足会影响孩子体内的激素分泌，经常熬夜的孩子还不喜欢运动，如果在平时的饮食中经常食用垃圾和油炸的食物，更容易出现身体长胖的现象。所以熬夜对孩子的危害很大，要改掉经常熬夜的习惯。

✦ 视力下降

长期熬夜的孩子由于眼睛得不到休息，视力会出现下降的现象，并且长期熬夜还对皮肤造成一定的影响，会导致皮肤粗糙、面色发黄等现象，特别是经常守在电脑前的孩子更容易出现皮肤粗糙的现象。孩子要健康成长，首先要保证充足的睡眠。

三、睡规律！超重要

中国有句古话：日出而作，日落而息。它是指人一天的活动应随太阳的升起、降落而定。从现代医学的角度看，一天 24 小时内，人体某些器官白天功能强，夜间就休息了；另一些器官则是夜间活动，白天休息。正是人体器官的这种自我调节能力保证了人体各部分的需求，相互之间不会发生撞车，也不会产生空当。睡眠就是其中之一。医学研究表明，睡眠和光照有密切关系，光照又与人体内褪黑素的分泌有关。褪黑素是由人大脑内一个叫松果体的腺体合成的，白天脑内把褪黑素前体贮存起来；晚上，这些前体在各种酶的作用下变成褪黑素，并迅速进入血液和脑脊液中，数量可达白天的10 倍以上。褪黑素的主要功能是加速人的睡眠过程，使人很快入睡。

晚上 22 点到凌晨 1 点，这个时间段是孩子生长激素分泌的关键时期，这个时候应该处于安睡的状态。这样才能保证孩子的生长激素规律性地分泌，可以促进孩子的身高发育。整个睡眠过程，无论对大人还是孩子来说都是一个储能的过程，像大人一天上班回来很累，睡一觉醒来就很解乏，又有充沛的精力去活动了。孩子虽然不上班，但他 / 她要感知外界的新鲜事物，他 / 她要玩、要活动也是很累的，所以经过这一晚的睡眠，他 / 她又可以储备精力，第二天就会有很好的精力去参与各项活动。婴儿时期的孩子是中枢神经系统快速发育的时期，孩子越小，他 / 她的神经系统发育的速度越快，在充分的睡眠过程中孩子神经系统也在快速发育，脑细胞得到了充分的舒展，孩子就能够充分地促进脑细胞发育，所以好的睡眠对于孩子的智力也是很有好处的。

如何使孩子达到有规律的睡眠，建议做到以下几点：

充足、规律睡眠

作息规律，设置固定上床时间和起床时间，以确保充足、规律的睡眠。学龄儿童推荐（6~12 岁）是 9~13 小时；青少年（13~18 岁）是 8~10 小时。

良好的睡眠环境

卧室和床是用来睡觉的地方，尽量不要做其他玩乐的事情。同时，保持睡眠环境安全舒适，比如安静、黑暗、凉爽，以及使用与年龄相符的床上用品和被褥。

合理使用电子产品

不带电子产品进卧室，睡前一小时限制使用电子产品。每天娱乐性屏幕暴露时间不要超过 2 小时；如果上网课使用屏幕时间较长，应尽量缩短娱乐性屏幕暴露时间。

✦ 科学的身体活动时间

每天保持不少于 1 小时中高强度的身体活动，但睡前 1~2 小时避免剧烈运动。

✦ 睡前减少认知和情绪刺激

睡前常规进行身心放松和安静的活动，例如洗澡、听音乐、冥想等。如孩子有失眠或心理方面问题，可及时寻求专业医生帮助。

（李淼）

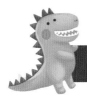

第二节　支气管哮喘

天气变暖了，您的孩子是否出现了日间咳嗽喘息，夜间打鼾吹哨呢？

合理的规避过敏原会减轻孩子喘息和夜间睡眠吗？

如果孩子被诊断了支气管哮喘，家长该怎么办呢？

一、孩子夜里、晨起发出口哨样呼吸声，是什么原因

随着天气变暖了，春暖花开了，有些家长会发现部分孩子夜间睡眠时、晨起或活动后呼吸出现丝丝声或口哨声，对于这样的孩子要警惕支气管哮喘的可能。支气管哮喘是一种以慢性气道炎症和气道高反应性为特征的异质性疾病，以反复发作的喘息、咳嗽、气促、胸闷为主要临床表现，常在夜间和 / 或凌晨发作或加剧。呼吸道症状的具体表现形式和严重程度具有随时间而变化的特点，并常伴有可变的呼气气流受限。支气管哮喘有很多诱发因素需要家长们注意，其中包括：

（1）吸入过敏，包括室内：尘螨、动物毛屑及排泄物、蟑螂、真菌等；室外：花粉、真菌等。

173

（2）食入过敏原，包括牛奶、鱼、虾、螃蟹、鸡蛋和花生等。

（3）呼吸道感染尤其是病毒及支原体感染。

（4）强烈的情绪变化。

（5）运动和过度通气。

（6）冷空气。

（7）药物，如阿司匹林等。

（8）职业粉尘及气体。

其中吸入性及食入性过敏原是常见的诱因。孩子在接触诱发因素后尤其是夜间床单、被褥及枕头上布满吸入性过敏原，孩子接触后就会诱发支气管哮喘的发生。

二、支气管哮喘为什么常常会夜间及晨起发病呢

有些孩子总是在夜间睡觉时出现喘息，白天发生的情况较少，家长很烦恼，这是因为：

夜间激素水平减少

人体糖皮质激素的分泌晨起最多，而夜间相对较少，糖皮质激素有抑制气道炎症的作用，在夜间其抑制过敏介质释放的功能减弱，故过敏性咳喘常在夜间重。

迷走神经兴奋

人在睡眠时往往处于迷走神经兴奋、交感神经抑制的状态，而迷走神经支配和作用于支气管平滑肌。迷走神经的兴奋性增强，会引起支气管平滑肌收缩，从而引起支气管平滑肌的痉挛，导致气道狭窄而呼气困难。

接触过敏原机会增加

夜间受吸入过敏因素影响较多，患者的枕头、被子的填充物往

往有动物皮毛等碎屑，其携带的颗粒往往是引起过敏的因素。

✦ 夜间冷空气增加

夜间的气温相对较低，呼吸道吸入冷空气，导致支气管平滑肌舒缩功能失调，而使喘憋情况加重。

✦ 气道阻塞

人在夜间睡眠时，胸部机械感受功能减弱，气道分泌物排出不畅，堵塞或刺激气道可引起喘憋的发作，而且睡眠后气道处于自然或疲劳性松弛状态，痰液堆积，堵塞气道引起喉梗阻。

三、夜里频频因喘息醒来，严重影响孩子的睡眠

因支气管哮喘经常在夜间出现咳嗽和喘息，发作前可有流涕、打喷嚏和胸闷，发作症状和持续时间因人而异，轻者仅有轻度咳嗽或胸闷，气管轻微"嘶嘶"声。严重者可有呼吸困难，憋气，呼气相延长伴有明显喘鸣音，活动受限，夜间频繁憋醒。因支气管哮喘的儿童多有夜间低氧，打鼾，严重者会出现夜间憋醒，呼吸暂停，尤其是肥胖的儿童会出现阻塞性睡眠呼吸暂停综合征（OSAS）。有研究证明哮喘临床控制情况与夜间睡眠时低氧情况引起的睡眠障碍有直接的相关性。科学研究发现，脑细胞的发育完善过程主要在睡眠中进行，睡眠有助于脑细胞发育。如果频繁夜醒，睡眠不足，婴儿会烦躁不安、食欲缺乏，影响体重的正常增长，还会引起抵抗力下降、大脑发育迟缓等问题。生长激素在夜间22点到凌晨是分泌的高峰期，分泌量占全天的20%~40%，而且必须在深睡1小时后才能达到这一水平，如果夜间在这个时间频繁醒来会影响生长激素的分泌，孩子的身高会出现"低人一等"的问题。因此，对于患有支气管哮喘的儿童积极治疗控制哮喘对改善儿童睡眠有一定的作用。

四、一旦发现，务必及时治疗

80% 以上的哮喘始于 3 岁前，具有肺功能损害的持续性哮喘患儿，其肺功能损害往往开始于学龄前期，因此从喘息的学龄前儿童中把可能发展为持续性哮喘的儿童识别出来进行有效早期干预是必要的。儿童哮喘的预后较成人好，病死率约为 2/10 万~4/10 万，约 70%~80% 年长后症状不再反复，但仍可能存在不同程度的气道炎症和高反应性，30%~60% 的患儿可完全治愈。支气管哮喘儿童肺功能的损伤早期治疗是可逆的，早期应用吸入糖皮质激素可以改善哮喘儿童的日夜症状及肺功能，降低发病率、病死率及急性发作的次数和住院次数，改善支气管高反应性，提高生活质量及体力活动能力，减少日常活动的受限，同时可以改善患儿的睡眠质量。

支气管哮喘的治疗应尽早开始，要坚持长期、持续、规范、个体化治疗原则。3 岁以卜儿童哮喘预测指数能有效地用于预测 3 岁以内喘息儿童发展为持续性哮喘的危险性。哮喘预测指数可有效地帮助早期识别哮喘儿童：在过去 1 年喘息 ≥ 4 次，具有 1 项危险因素或 2 项次要危险因素。主要危险因素包括：①父母有哮喘病史；②经医生诊断为特异性皮炎；③有吸入变应原致敏的依据。次要危险因素包括：①有食物变应原致敏的依据；②外周血嗜酸性粒细胞 ≥ 4%；③与感冒无关的喘息。如哮喘预测指数阳性，建议按哮喘规范治疗。

支气管哮喘的治疗包括：①急性发作期：快速缓解症状，如平喘、抗炎治疗；②慢性持续期和临床缓解期：防止症状加重和预防复发，如避免触发因素、抗炎、降低气道高反应性、防止气道重塑，并做好自我管理。

（李淼）

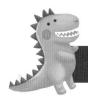

第三节 过敏性鼻炎

　　每到春暖花开的季节孩子就流鼻涕、打喷嚏，
是不是感冒了呢？
　　孩子为什么越长越丑，不像爸爸也不像妈妈？
　　孩子总是张嘴睡觉该怎么办？

一、孩子龅牙，竟是因为"它"

　　家长都希望孩子越长越好看，越长越帅气，孩子的外貌除了父母遗传，由于某些疾病的存在即便先天底子再好，也可能越长越丑。而这些疾病，很容易被家长忽视。

　　呼吸是机体通过呼吸系统与外界环境之间进行气体交换的过程。呼吸方式分为经鼻呼吸、经口呼吸、口鼻腔共同呼吸 3 种，正常情况下气流采用经鼻呼吸方式，通过上气道进入下气道，最终到达肺部进行气体交换，维持机体的正常生理功能。如果上气道发生阻塞，气流无法顺畅到达下气道时，人体将张口呼吸，以获得足够通气量。而口呼吸主要分为两种：①生理性口呼吸：仅出现于说话、运动时，持续时间短，不易对儿童生长发育造成影响；②病理性口呼吸：因各种原因导致气流不经鼻腔而转变为经由口腔入肺，持续时间较长，形成反射性口呼吸，从而影响儿童颅颌面生长发育

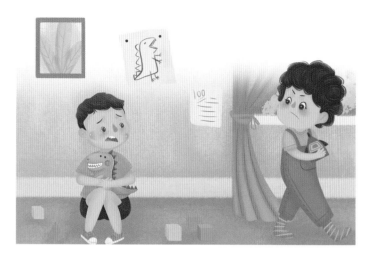

及全身健康。儿童处于颅颌面生长发育时期，如果形成口呼吸习惯，从而影响口颌系统，使口颌系统在异常肌力作用下发生适应性改变。长期张口呼吸会让孩子变丑，医生把这种面容改变叫作"腺样体面容"。增殖体又称腺样体或咽扁桃体，为一群附着于鼻咽顶壁和后壁交界处的淋巴组织。所谓"增殖体面容"是指腺样体肥大导致面骨发育发生障碍，从而引发颌骨变长、颚骨高拱、牙列不齐、上切牙突出、唇厚、缺乏表情的面容，一旦形成，较难恢复。张口呼吸的孩子会因气流的吹动作用，牙向外长，硬腭发育得又窄又高。颌面发育不良，鼻翼萎缩，嘴唇变厚，鼻唇沟变浅，导致孩子"变脸"。长期张口呼吸还会因呼吸不畅导致缺氧而影响智力发育造成记忆力下降、反应迟钝、智商减低等严重后果。所以，张口呼吸不容忽视。

引起张口呼吸的原因有两大类：①疾病原因：腺样体肥大、扁桃体肥大、过敏性鼻炎、鼻甲肥大、鼻息肉等；②习惯原因：鼻子并没有毛病，只是单纯习惯用嘴呼吸。所以如果发现孩子有张口呼吸的习惯，要先去医院排除疾病原因，如果有问题，应该配合医生治好这些疾病。

二、孩子经常擤鼻涕、鼻痒、鼻塞，要重视

过敏性鼻炎是一种因吸入外界过敏性抗原而引起以鼻痒打喷嚏、流清涕等为主要症状的疾病，又称变应性鼻炎，为机体对某些变应原（亦称过敏原）敏感性增高而发生在鼻腔黏膜的变态反应，也是呼吸道变态反应常见的表现形式，有时和支气管哮喘同时存在。喷嚏、鼻痒、流涕和鼻堵是最常见的四大症状。喷嚏以清晨和睡醒时最严重，鼻堵严重时会出现张口呼吸，由于夜里鼻涕流向鼻咽部引发反复咳嗽会清嗓。鼻堵常随体位变动而改变，如左侧卧位则左鼻堵而右鼻通，右侧卧位则右鼻堵而左鼻通畅是鼻炎的特征性表现，可见小儿不断用手指或手掌擦鼻前部。有少数儿童因鼻痒常做歪口、耸鼻、按住鼻子尖及捏着鼻子等奇异动作。较大儿童自诉嗅觉丧失。鼻涕清水样，亦可因鼻堵或继发感染而变稠。儿童还可见眼眶下有灰蓝色环形暗影和皱褶，称"变态反应性着色"，这是由于眼眶周围水肿和静脉血液淤积所致，也是特应性体质儿童眼鼻过敏的一个特征性表现。合并眼症状包括眼痒，多见于动物变应原和季节性花粉过敏所致者，患儿常有过敏家族史。鼻腔内部检查显示鼻甲水肿，常呈苍白或蓝色，表面有一薄层水样黏液。严重病例肿胀的鼻甲可完全堵塞鼻通道，尤其在夜间引起呼吸困难，因此要引起家长重视。

三、孩子睡觉老张嘴，怎么解决

孩子出现张口呼吸要及时到医院就诊，寻求专科医生帮助，积极寻找病因，根据不同病因，积极改善呼吸道通气功能。

对于过敏性鼻炎经常会出现鼻痒打喷嚏、流清涕等症状，在治疗方面首选鼻喷激素，鼻喷激素最好用在3岁以上的孩子，可以根

据年龄进行选择。像内舒拿、雷诺考特还有辅舒良等，要在医生的指导下选择。另外，要给孩子在过敏明显的时候吃抗组胺药，以二代抗组胺药为主，像氯雷他定、西替利嗪。一般这类药物要长期吃，最少要两周以上。鼻喷激素也要使用半个月以上。当孩子鼻部水肿明显的时候，可以局部临时用减充血剂，影响睡眠的时候，也可以用海盐水或者3%的高渗盐水做鼻腔的清理，都有利于鼻炎的恢复。如果孩子过敏比较明显，尤其是对尘螨类的过敏明显，还可以给孩子进行脱敏治疗。

发现儿童腺样体肥大后，症状较轻的可随访观察，严重的需要行手术切除。在手术后，伴随的临床症状可以有显著改善或消失，孩子的发育会逐渐趋于正常。手术时机一般在4~6岁比较合适。

对于纠正张口呼吸习惯的治疗包括：

治疗鼻部疾病

应首先治疗慢性或急性的鼻部疾病，必要时切除过大的扁桃体和腺样体，待鼻腔完全通畅后，再酌情进行矫牙。

纠正用口呼吸习惯

年幼并有"用口呼吸"的小孩，在面部和口腔畸形不严重时，除了教育其不能用口呼吸外，还需改正用口呼吸的习惯，并配合每天做上下唇、颊肌的训练，即反复用上下唇夹住一张硬纸片并且快速抽出，每天三次，每次5分钟左右。也可以通过戴1/2口罩或颏兜等方法获得纠正。

总之，及早改正用口呼吸的习惯，一定程度可有助于减少口腔及面部畸形出现的概率，以及降低未来进行矫正牙齿的难度。

（李淼）

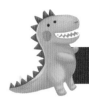

第四节 肥胖症

小胖墩很可爱，但是也有很多烦恼。

体重减轻会对睡眠有帮助吗？

一、划重点！您知道肥胖也会影响睡眠吗

有些家长认为，宝宝胖乎乎很可爱，但是不知肥胖的宝宝也会出现睡眠问题。国外一项大样本研究表明，肥胖儿童患阻塞性睡眠呼吸暂停综合征（OSAS）的风险是体重正常儿童的 4~5 倍。另有研究表明，肥胖儿童中多导睡眠监测异常者高达 46%。新加坡一项流行病学调查也显示，体重超出理想体重 180% 以上儿童和体重正常儿童 OSAS 的发病率分别是 13.3% 和 0.7%。以上研究均提示，肥胖是 OSAS 的危险因素。然而，儿童肥胖所致睡眠呼吸障碍目前仍被广大医师所低估。

肥胖和呼吸障碍的关系，体现在以下方面：

✦ 上气道解剖结构异常

在入睡后，人体全身肌肉张力下降，咽部肌肉也呈松弛状态，容易导致上气道狭窄甚至阻塞，而肥胖者更易发生上述情况。研究证明，肥胖伴 OSAS 的患者呼吸障碍严重程度与其气道周围脂肪组织体积呈正相关。

✦ 肥胖患者肺功能减低

上气道的口径大小及其开放程度还受肺容量影响。肥胖者由于胸腹部脂肪过量沉积，呼吸时胸廓运动受限，导致肺活量特别是功能残气量减低，因而不能维持上气道的正常开放，从而诱发睡眠时上呼吸道阻塞。

✦ 神经、肌肉调节异常

肥胖患者可能还存在咽部肌肉松弛和神经调节异常，使其上气道较正常人更易于萎陷，从而导致发生梗阻。

二、打鼾、呼吸暂停，竟是肥胖惹得祸

肥胖儿童会出现夜间睡眠障碍问题，睡眠中会出现打鼾、严重者会出现呼吸暂停，被称为阻塞性睡眠呼吸暂停综合征（OSAS）。肥胖儿童不仅可表现为白天嗜睡、多动、注意力不集中、学习能力下降，夜间打鼾，严重者会出现睡眠呼吸暂停导致缺氧表现。有文献报道肥胖儿童的肥胖指数与夜间缺氧程度及气道阻塞程度相关。长期未经治疗的肥胖患儿不仅伴有儿童高血压、内分泌代谢紊乱、还可出现生长发育迟缓、肺动脉高压、右心功能不全、神经认知障碍等，均可能与睡眠呼吸障碍有关。

三、合理规划，与肥胖及睡眠烦恼说再见

肥胖与睡眠障碍相关，控制体重会改善睡眠。控制体重研究显示，肥胖严重程度与睡眠呼吸障碍的严重程度呈正比，而减肥、体重指数（BMI）的下降，可显著降低 OSAS 的严重程度。因此，肥胖患者必须控制体重，同时可以改善睡眠质量。

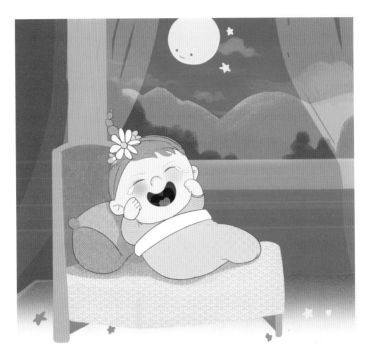

　　对于轻度肥胖的 OSAS 患儿，可以采取体位治疗，但该法效果不稳定且通常不能达到使呼吸障碍完全消失的目标；对伴过敏性鼻炎、鼻窦炎等鼻部疾病导致上气道阻塞的肥胖患儿，应规范地治疗鼻部疾病。

　　对于重度肥胖儿童，若其夜间睡眠时有持续 CO_2 潴留，晨起时头痛、白天乏力，同时动脉血气出现高碳酸血症和低氧血症，病程远期出现红细胞增多症、肺动脉高压和肺心病等，则还应警惕其存在肥胖低通气综合征（OHS）的可能。其特点之一，症状最早出现在夜间睡眠时，因此睡眠时的 CO_2 水平变化对早期诊断意义重大。在成人及儿童中均有 OHS 的报告，但儿童发病率非常低。新近发表的一项研究显示，约 50% 的 OHS 患者 BMI > 50。这表明，肥胖低通气更多发生在极度肥胖的患者。因此，当肥胖患儿出现不明原因嗜睡、头痛、红细胞增多症、右心功能不全时，应警惕肥胖低通气的可能。

（李淼）

第五节　矮小症

您的孩子身高达标吗？是否存在睡眠问题？

孩子睡眠好会长高吗？

怎样才能让孩子好好睡觉呢？

一、孩子长不高，竟是没睡好

正常情况下，生长激素的分泌有其昼夜节律性，即白天分泌较少，睡眠后分泌增多，当儿童进入深睡中，血液中生长激素的浓度迅速增高。因此，少年儿童时期保证充足的睡眠，对身体长高是有利的，也是十分必要的。

睡得好、长得高，这是有科学依据的。睡眠的好坏对人体生长发育有重要影响，尤其能够促使小儿长得高。科学家曾测定，小儿在熟睡时的生长速度是清醒时生长速度的 3 倍。

人在睡眠时，脑中的生长激素分泌较多，这些生长激素起着促进骨骼、肌肉、结缔组织和内脏增长的作用。小儿只在睡眠时才分泌生长激素，清醒时并不分泌。因此，睡眠对小儿来说具有更重要的意义，睡眠对小儿脑的发育、脑功能的恢复、记忆力的增强和巩固，也都有良好的作用。有的家长不懂得睡眠的意义，白天孩子在兴奋中不肯睡觉，就放任他 / 她随意玩耍，到晚上，把孩子哄睡了，又忙着看电视或做一些白天没做完的事。这样既不能满足小儿充足的睡眠时间，又不能给小儿一个安静的睡眠环境，使小儿的睡眠得不到保障，影响身体成长。

二、没睡够、睡不安、夜醒频繁，都是影响孩子发育的"元凶"

睡眠质量的好坏对孩子的身高有着重要的影响。在临床实践中发现，容易被惊醒或经常做梦，睡眠质量较差的孩子往往生长速度较慢，比如尿崩症患儿，由于多次起夜小便，睡眠被严重剥夺，即便在没有生长激素缺乏的情况下，也会在发病后，很快出现严重的生长障碍。另外睡眠不安经常与身体不适或某些疾病相关，如呼吸道、消化道炎症或寄生虫疾病等。孩子们的脑发育尚不完全，尚未形成规律的作息时间以及睡眠习惯，这均对孩子的睡眠质量造成负面的影响。据国外一项调查显示看电视或玩游戏时间过长，可以导致孩子夜间出现失眠或睡眠不安，孩子们在睡觉时可出现辗转反侧，腿抽动，甚至有的孩子可以出现癫痫样发作。深睡眠时脑垂体能分泌较多的生长激素，因此睡眠对于儿童来说不单纯是休息上的需要，更是促进身体发育的催化剂。儿童睡眠不但要有数量的保证，还要有质量的保证。从小养成良好的睡眠习惯，孩子将终身受益。目前临床医生总体认为优质睡眠可以使身体和大脑得到充分休息，保证充沛体力，有良好的精神状态和食欲，再加上睡眠时肌肉得到充分放松，有利于关节和骨骼的伸展，这些均有利于孩子们的身高增长。

三、"好好睡觉"，离长高更近一步

睡眠的好坏会影响儿童的发育，怎样才能有一个良好的睡眠呢？

✦ 舒适的睡眠环境

睡眠环境包括很多方面，房间温度、湿度要适宜。睡眠时房间的光线不宜过量，亮光会刺激孩子的眼部神经，所以孩子睡前，应调低房间灯光，孩子睡觉的房间最好选择暖光灯。此外，一定要控制噪声，嘈杂的环境不利于孩子快速进入睡眠。

✦ 规律的作息时间

规律的作息时间有助于孩子养成良好的生物钟。晚上9点半之前就上床做好入睡准备，以便在10点之后可以进入深度睡眠状态，睡得早、睡得好才更有利于长高。

✦ 午睡时间不宜过长

很多孩子有午睡习惯，作为家长，一定要控制孩子的午睡时间。有些孩子午睡时间三四个小时，一觉睡到下午，午睡时间过长，就会影响晚上睡眠。合理安排孩子的午睡时间，1.5~2小时最佳，当孩子午睡时间过长，可适当叫醒孩子。

✦ 摒弃不良习惯，家长以身作则

现在很多年轻家长睡前喜欢看手机，导致很多孩子也会慢慢养成看手机的习惯，对眼睛不好的同时，也会影响孩子的睡眠质量，这种不良习惯一定要摒弃，让孩子养成良好的睡眠习惯。

✦ 睡前不宜过度兴奋

孩子睡前精神过度兴奋，在这种状态下很难快速入睡，入睡时间延长，可能就会错过最佳睡眠时间。家长可以选择一些舒缓的方式陪伴孩子，如画画、堆积木、讲故事等。

　　家长都希望孩子能长大高个，但长高是一个长期的过程，不能一蹴而就，拔苗助长只会适得其反，只有通过科学有效的方法，在生活的各方面多加注意，才更有利于孩子长高。

（李淼）

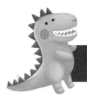

第六节 注意缺陷多动障碍

孩子每天总是动不停，是不是得了多动症？

多动症的孩子也有睡眠问题吗？

家长怎样才能让多动症的孩子好好睡觉呢？

一、您知道孩子多动、注意力不集中也有睡眠问题吗

有些家长认为孩子爱动对身体好，但多动的孩子也是病，也会影响孩子的睡眠。注意缺陷多动障碍（ADHD）的成因包括遗传和环境因素，ADHD 属于多基因疾病，遗传因素占 75%~80%，患 ADHD 的同卵双胞胎有 55%~90% 的同病率。产前期，如母亲受过病毒或细菌感染、铁元素及维生素 D 摄取不足或接触了毒素包括乙醇和尼古丁，孩子会有更大机会成为 ADHD 患者。另外，若婴儿在出生时缺氧或早产也会导致 ADHD。此外，在任何成长阶段接触重金属，例如铅和水银，都会增加患病的可能。

有研究显示，患 ADHD 的儿童大脑皮质灰质发育比正常儿童发育的慢 3 年。正常发育的孩子在 10 岁时大脑发育已达到成熟的程度，但 ADHD 患者在 13 岁时大脑才成熟。大脑前额叶负责执行功能。一般来说，执行功能在 4~6 岁迅速发展，然后在 9~10 岁达到成熟的水平。患 ADHD 的儿童的执行功能发展迟缓，这影响

他 / 她们的组织能力、专注力、处理信息的速度、情绪管理、工作记忆和自控能力。在正常的情况下，大脑传递物质包括多巴胺和去甲肾上腺素，负责刺激大脑前额叶及基底神经节，提高专注力及控制能力。可是 ADHD 患者通常没有足够的传递物质。此外，他 / 她们的脑部结构跟正常人也有明显不同（右前额叶皮质、尾状核和苍白球都比较小）。这些结构上的差异都证明了大脑在这些地方缺乏重要的连接，而这些地方正是大脑负责调节注意力、处理信息和控制冲动的地方。因此，这样的孩子不仅表现为白天多动，夜间会睡眠不实、易醒、夜惊。要引起家长们的注意。

二、夜里睡不好，白天动不停

ADHD 又称多动症，主要特征是与发育水平不一致的明显的注意力不集中和注意力持续时间短暂，活动过度和冲动。患有多动障碍的孩子通常做事轻率，容易出意外。这类孩子常常以跑代步，不论在学校或家里，他 / 她们小动作不断或经常走神，做事丢三落四，经常遗失铅笔、橡皮，忘记布置的作业。他 / 她们虽然智力正常，但学习上经常遇到困难，情绪不稳定，容易过度兴奋、大哭大叫，也很容易大发脾气，大多表现为多动、不安宁，难以调节和控制某些外部活动状态，情绪不佳，与周围人际关系不良。因此，很自然地会使某些家长和教师将学生的爱动与不守纪律、品德不良等联系起来。ADHD 又可分为三型：注意缺陷为主型，多动冲动为主型及混合型。ADHD 儿童缺乏抑制行为的能力，他 / 她们不能制止自己做那些不应该做的事，一旦他 / 她们做了某些行为时，他 / 她们就不能停下来。特别是在复杂的环境中，如课堂上有许多刺激的事物，他 / 她们不能抑制对各种光、声音刺激的反应，所以他 / 她们看起来总是无休止地动，并且不能将注意力集中在一项活动上。ADHD 不仅仅是课堂病，它对儿童的家庭关系、同伴交往、学业成绩均有损害。

ADHD 的儿童不仅表现为日间注意缺陷、多动、冲动，夜间表现为夜间易惊，睡眠不实。多动症儿童，睡眠是家长一直担心的一个大问题，因为晚上的时候他们经常不睡觉，导致家长也苦不堪言，睡眠严重不足，长期这样下去，会严重影响身体健康，对孩子也没有好处，所以一定要从生活中的各个方面加以注意，尤其是在睡觉前，不要让孩子有太大的情绪波动，不要去激发孩子的活跃度，尽量要他 / 她在一个舒适的环境中入睡。

三、别太依赖药物，下面几点您应该了解

ADHD 患者需要接受全方位的治疗。治疗方案包括心理教育、父母管教培训、认知行为治疗、特殊教育项目、辅助 / 替代治疗、职业治疗（感觉统合、自理）、社交技巧的训练及药物治疗。

（一）我国 ADHD 防治指南第二版也同样强调制订一个长期、个体化及综合的治疗方案

药物治疗可有效减少 ADHD 主要症状

70%~80% 的患者在接受药物治疗后，情况有明显好转。药物可能会带来不良反应，例如治疗初期患者可能会胃口差、头痛、失眠等。但是，不良反应通常都是短暂的，只要经医生指导患者仔细调节最佳剂量，一般都可以得到控制。

另一个很重要的治疗是行为矫正训练

通过学习新的思想和更有效处理事情的方法，情绪就会自然有所改善。行为矫正训练是一个系统且有计划地改善孩子行为的方

法，通过制定可行及实际的目标，配合改变行为的前因和后果来增加好的行为及减少孩子不适当的行为。

✦ 此外，ADHD患者也需在不同场合里都有适当的支持治疗

在家行为治疗的原则是增加由孩子主导亲子时间以改善亲子关系。当中仍须赏罚分明。更重要的是，家长应时刻培养孩子自信心及成功感。在学校里，适当的学习支持也能提升孩子的学习能力。因为每个患ADHD的孩子都不一样，所以家长和老师应为他们制订个性化学习计划。

（二）美国NICE指南关于ADHD的治疗强调以多方共同参与的行为治疗为主，药物治疗为辅，保证ADHD患儿治疗的连贯性、综合性与全面性

该指南针对不同年龄段的患儿提出了不同的建议方案。5岁以下的患儿，一线治疗方案为家庭干预（提供ADHD家长团体培训课程）和适当进行环境改造为主，不推荐药物治疗。对于5岁以上的患儿，若已进行环境改变，但ADHD症状仍造成持续的严重不良影响，则可以考虑药物干预。进行药物治疗后，症状改善仍不满意，可考虑进行认知行为治疗。另外，该指南特别强调了均衡膳食、充足营养及规律锻炼具有重要意义。

（李淼）

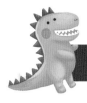

第七节　自闭症

孩子每天谁也不理是不是得了自闭症？

患了自闭症的孩子也有睡眠问题吗？

家长怎样做才能让自闭症的孩子好好睡觉呢？

一、这群特别的"小天使"更容易睡不好，让人心疼

有些儿童说话晚，不与人对视，行为刻板，沟通能力差，家长千万不要大意，很可能是自闭症。很多家长面对自闭症的孩子束手无策，而这样的孩子也有睡眠问题，表现为：晚上睡不好，入睡困难，易醒，夜间醒来难以入睡。有很多原因可能导致这种表现。

存在造成孩子不安的因素

可能是从夜晚活动转换到就寝的时间，也可能是睡前固定流程出现任何变化，比如平时家长陪睡换为必须单独睡，或者外出活动回家路上在车上睡着。另外，沟通障碍也会造成孩子对常规流程的不理解。

触觉敏感

比如床上用品和睡衣的质地可能唤起或舒缓孩子的情绪。这些因素家长也应该考虑到。睡不踏实可能是因为自闭症的影响。环境中一点微小的变化，比如家长离开房间，或在另外一个房间关掉电

193

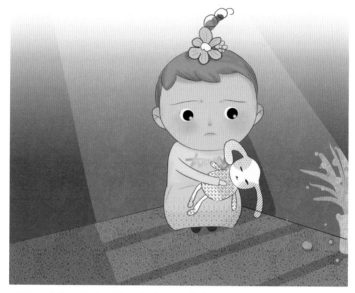

视机等动作，都有可能吵醒孩子。对声音过于敏感，可导致入睡困难，或者被其他人注意不到的声音吵醒。

✦ 心理或疾病因素

担心、难以平静、饥饿、疾病或胃食管反流等原因，都会让中途醒来的孩子特别难以再次入睡。

二、孩子沉默寡言、行为呆板，还总是睡不着、不肯睡

自闭症小孩的症状表现有很多，睡眠障碍就是比较常见的症状，孩子的睡眠状况是很不好的，经常不愿意去睡觉或者躺在床上，也无法熟睡，总是在睡觉时间尖叫，每天很早就醒了，只能

睡几个小时，夜间也经常会起床，有的孩子还经常会做梦，无法安睡，有的自闭症小孩是睡觉后很抗拒起床。有的小孩夜间易惊、易醒；半夜起床大叫、梦游、尿床、磨牙和白天嗜睡等，令照顾孩子的家长不仅白天感到精疲力尽，晚上也得不到休息。有的孩子夜间梦游、总是昏昏沉沉，长期在此压力下，身心皆疲惫不堪。有些孩子可能在夜间醒来或想在其他地方睡觉。对家庭来说很困难，无论是家长还是孩子都会睡不好。

三、改善睡眠，孩子的"自闭"表现或许会好转

小儿睡眠问题是家长最头疼的问题，尤其对于患有自闭症的孩子来说，由于经常不听话，自顾着沉浸在自己的世界里，睡眠问题就尤其严重。但是养成科学规律的作息习惯仍是解决睡眠问题的重要方式之一。帮助自闭症儿童养成科学的作息习惯不仅需要长期的坚持，还需要多方面的努力。

避免睡前高体能活动

睡前1小时，尽量避免从事任何过于刺激的活动（如跑、跳等）。

避免睡前进食导致兴奋的食物

避免在睡前大量进食，也不宜给孩子提供任何含有咖啡因的饮食。

消除潜在的诱因

在睡前少让孩子看电视，玩游戏。收拾好孩子房间里的玩具或游戏，也不要把电视放在孩子的卧室。

保持规律的作息时间并养成睡前放松的习惯

坚持每天晚上以相同的顺序进行例行的睡前活动，如养成洗澡、刷牙、讲睡前故事或听轻柔的音乐等将有助于孩子在身心上做好睡前的准备。

给孩子提供一两样能够帮助减缓焦虑的东西

比如可以给孩子一个手电筒、一个喜欢的床单或一个让他／她感到舒适的毛绒玩具来帮助他／她顺利过渡和入睡。

白天有充足的体育运动时间

尽量保证孩子白天的活动丰富多彩和有趣，让孩子能有充足体育运动的机会。

良好的睡眠环境

确保孩子有舒适的入睡环境，衣服宽松柔软，卧室的温度不宜过热或过冷。

摸索出孩子理想的就寝时间

当您发觉孩子晚上有身体疲乏征兆的时候，通常也就是他／她应该就寝了，尽可能让孩子养成在这之前上床的习惯。

防止对孩子感官的干扰

最好选用深色、厚重的窗帘来遮挡窗户外光线并尽可能保持卧室安静。

帮助孩子顺利过渡到就寝时间

事先在孩子就寝前提醒他／她，或者给他／她一个选择的机会来帮助他／她过渡到应该就寝的时间。

保持唤醒孩子的作息时间

建立常规的唤醒时间跟建立常规的就寝时间一样重要，都能使自身内部生物钟的节律保持一致。

建立良好的作息时间，帮助自闭症孩子养成科学的生活规律，对于孩子的健康成长有着不可忽视的作用，作为家长，必须在生活中多留心观察，总结出孩子的特点，才能帮助患儿养成最科学的作息时间，为康复训练奠定基础。

（李淼）

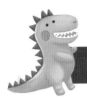

第八节 滥用药物

有很多药物是会影响孩子睡觉的，您知道吗？

怎样吃药才能不影响孩子睡觉呢？

一、敲警钟！滥用药物也可能影响孩子的睡眠质量

困意来袭，翻来覆去就是睡不着觉，让人很痛苦。

事实上，除了一些常见的失眠原因外，有些很可能是药物所致。有很多药物会对儿童的睡眠有影响。

⚡ 抗菌药

合理使用抗菌药物可以有效治疗细菌感染性疾病，但有一部分抗菌药物会影响中枢神经系统，引起兴奋、失眠、头痛、多梦等中枢神经系统刺激症状。这些药物有青霉素类中的阿莫西林、哌拉西林等，头孢菌素类中的头孢呋辛、头孢丙烯等，大环内酯类中的阿奇霉素、克拉霉素等，喹诺酮类中的环丙沙星、左氧氟沙星、莫西沙星等。

因此，正在服用上述药物的患者，最好不要在晚上入睡前服用，以免影响睡眠。对于患有或怀疑患有中枢神经系统疾病的患者，如严重脑动脉粥样硬化、癫痫等，在使用能影响中枢神经系统的抗菌药物时应慎重。

糖皮质激素

在抑制炎症反应或治疗自身免疫性疾病时，常使用糖皮质激素类药物如泼尼松、甲泼尼龙等，而长期大剂量应用糖皮质激素会出现欣快、神经过敏、激动、失眠等精神症状。由于突然停用激素会出现严重的反应，因此出现睡眠障碍时不应自行停药，应当咨询医生是否需要更改药量。

平喘药

某些平喘药物，如氨茶碱、多索茶碱、麻黄碱等，能提高中枢神经系统的兴奋性，而有些哮喘病患者在使用 β 受体激动剂如特布他林、沙美特罗等药物后可能会出现睡眠障碍、感觉异常、神经质、不适感等，进而影响睡眠。

抗病毒药

金刚烷胺是美国 FDA 批准的第一个抗病毒药。它常见的不良反应有幻觉、头晕、噩梦、恶心等。

服用上述药物后，如果出现做噩梦等睡眠异常问题，孩子应及时复诊，如果症状较轻，同时没有更好的替代用药，可在医生的指导下调整药量。但如果不良反应较为严重，则要及时调整治疗方案。

二、小儿复方感冒药、缓解鼻塞的药物吃多了，会怎样

小儿氨酚黄那敏。这是一个具有中国特色的复方感冒制剂。要记住，我们尽量给孩子使用成分单一的药品，避免使用复合制剂，因为里面的部分成分可能是儿童不需要的。比如氨酚黄那敏，含有对乙酰氨基酚（有退烧效用），一个不发热的孩子即使有感冒症状，也没有必要服用退烧药。如果一个发热的孩子已经吃了对乙酰氨基

酚，再服用氨酚黄那敏的话，就可能造成对乙酰氨基酚的服用过量，从而增加肝功能损害的风险，并且类似这样的复方类感冒药，缓解鼻塞的药物吃多了会增加小儿的睡眠时间，所以，不建议孩子服用这类药物。

三、关于好好吃药，您还需要知道这些

关于服药要有正确的方法和时机，不同的药物要根据药性来决定服用的时间。不同药物正确的服药方法：

正确的服药姿势

服药时应坐着或站着，服药后不要立即仰卧，稍停留片刻，利用药物的自身重力作用使其快速通过食道，以免在食管内滞留，延缓药物的作用及损伤食管黏膜。

适当的饮水

服药时应多喝点水，一般用温开水 200~300ml 送入，最好活动五六分钟再躺下睡觉。

服药不当及时就诊

如果服药时感觉药物堵塞在食道中，且情况严重，则应立刻去医院检查。

服盐类泻药、退热药和磺胺类药物的时候，尽可能多饮水

退热药会导致出汗，水分丢失，需要补充液体。服磺胺类药物时，易在泌尿道析出结晶，引起结晶尿、血尿、尿痛等，也要多喝水。

服用胃药后不宜喝水

服氢氧化铝凝胶等胃药时，因这些胃药其作用机制是在胃黏膜或溃疡面上敷上一层保护膜，如果喝水多了就会将其冲稀，因此不能喝水过多。

服用止咳药后不宜立即喝水

服止咳糖浆时，部分止咳糖浆药液停留在发炎的咽部黏膜表面，形成保护性的薄膜，以减轻黏膜炎症、阻断刺激、缓解咳嗽，而水会稀释药液，减弱止咳作用，所以喝完糖浆 5 分钟内不要喝水。

服用苦药后不宜多喝水

一些苦味的健胃剂是利用其苦味，通过舌头的味觉感受器，反射性地促进胃液分泌来增进食欲的，故服这些药的时候也不宜多喝水，以免冲淡苦味而影响药效。

只有掌握药物正确的服用方法，才能让药物发挥其功效，同时能够减少药物对人体的危害，使孩子药到病除。

（李淼）

06检